AF346992

ANALYSE
DU SYSTÊME
DE LA
TRITURATION
TEL QU'IL EST DE'CRIT,

Par Mr HECQUET dans son Traité de la digestion & des maladies de l'estomac.

Par Me *MICHEL PROCOPE,*
Docteur - Regent de la Faculté
de Medecine de Paris.

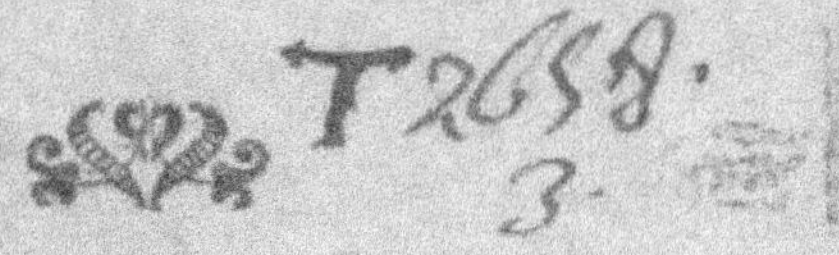

A PARIS,

Chez la Veuve FRANÇOIS MUGUET, Premier
Imprimeur du Roy, & de la Faculté de Medecine
de Paris, ruë de la Harpe, au trois Rois.

MDCCXII.

Avec Approbations & Privilege du Roy.

AVERTISSEMENT.

Uoyque je sçache que le Public se soucie peu d'être informé des motifs qu'un Autheur a eus en composant un Livre, & que ne s'arrestant qu'à l'Ouvrage même, il en juge par le fond & non par des circonstances étrangeres ; je crois cependant que pour me disculper de quelques reproches qu'on pourroit me faire, il est à propos de declarer la raison qui m'a engagé à laisser paroître cette Analyse.

ã ij

On eſt accoûtumé à juger par l'apparence, & l'apparence eſt contre moy. Je ſuis jeune, & pour mon coup d'eſſay j'attaque un ancien, qui parconſequent doit avoir plus de ſcience que moy, ayant eu plus de temps pour acquerir les connoiſſances que nôtre Art exige. Son Livre eſt ſoûtenu d'un ſi grand nombre de citations, qu'il ſemble être à l'abry de la cenſure ; malgré tout cela j'entreprends de le critiquer; l'entrepriſe pourra paroître témeraire, on m'en fera peut-être un crime; on dira que je manque au reſpect que doi-vent m'inſpirer l'âge de l'Au-

theur contre lequel j'écris, &
les noms des écrivains qu'il
cite. Me preserve le Ciel de
m'oublier à ce point ; j'esti-
me M. Hecquet , mais il n'y
a point d'âge marqué pour
l'infaillibilité : on se trompe à
soixante ans, comme à vingt.

A l'égard des citations (je
l'avoüeray) elles n'ont pas
grand crédit chez moy , elles
ne me prouvent rien en fait
de Systême ; elles ne servent
qu'à faire voir qu'un Autheur
sçait faire des compilations ,
mais ce n'est pas en cela que
consiste la science.

Je n'ay donc pas prétendu
manquer aux loix de la socie-
té civile, l'amour de la verité

a été mon unique guide , &
les mêmes motifs qui ont
engagé M. Hecquet à com-
poser & faire imprimer son
Livre , m'ont animé à laisser
voir le jour à mes Reflexions.

Aussi-tôt que le Traité de
la *Digestion* parut, je le lus
avec tout l'empressement
d'un homme qui cherche à
s'instruire dans une profes-
sion qu'il aime : mais je fus
bien étonné de voir que tous
les principes de la plus saine
Medecine , étoient rejettez ,
que la pratique des plus ex-
cellens maîtres étoit criti-
quée & regardée comme
une doctrine qui donnoit
lieu à des meprises, *à des fau-*

AVERTISSEMENT.

tes [a] & des essais aux dépens de
la vie; que l'Autheur vouloit
nous apprendre un langage
nouveau & une nouvelle methode, qu'il prétendoit faire
voir que tous ceux qui ne
sont pas de même avis que
luy n'entendent rien dans les
principes de la nature, & que
les Medecins de nos jours faute de connoître la veritable
cause des maux, ordonnent
des remedes [b] qui n'ont pas
des succez favorables aux
Malades.

Quoyque tout cela ne soit
point soutenu, & que toutes
les preuves de l'Autheur ne
soient qu'un perpetuel sophis-

a Livre de M. Hecquet, Preface p. 6. b. Avert. p. 3.

me , des railleries éternelles
contre ceux qui suivent une
opinion contraire à la sienne,
& des invectives assez dures
contre les praticiens de ce
temps , cependant ç'en seroit
assez pour jetter dans l'esprit
du Public toûjours disposé à
croire le mal, des soupçons in-
jurieux à la réputation des autres Medecins. C'est ce qui
m'a engagé à mettre la main
à la plume , moins pour cen-
surer le sentiment de Monsieur Hecquet , que pour
justifier le nôtre dont nous
reconnoissons tous les jours
la bonté dans la theorie
& dans la pratique : mais
comme il m'étoit impossible

d'accomplir ce dessein sans détruire auparavant le Systême de la Trituration, tel qu'il est décrit dans le Livre de M. Hecquet, je me suis vû contraint de le refuter ; [a] *de sorte que ma Critique est devenuë une obligation, laquelle jointe à la bonté de ma cause m'a déterminé à l'entreprendre.*

Afin d'éviter la confusion où m'auroit jetté l'abondance des choses que j'ay trouvées à reprendre dans le Traité de la Digestion : j'ay divisé l'Ouvrage en huit parties, chacune desquelles servira de matiere à une Lettre : voicy la premiere, je donneray les

[a] *Livre de M. Hecquet, Preface page premiere.*

autres de mois en mois en cas que je remarque qu'elles n'ennuyent pas le Public.

Je conserveray dans toutes le même ordre que dans celle-cy : j'y fais l'extrait de ce que dit M. Hecquet & ensuite je l'examine : l'extrait est fidelle, je me sers de ses termes (ils sont marquez en lettres italiques) je les ay si exactement copiez, que je n'ay pas même voulu corriger les fautes de langage, ny celles d'ortographe, de crainte qu'on ne m'accusât d'avoir alteré les expressions de l'Autheur.

Approbation des Docteurs en Medecine de la Faculté de Paris.

LEs Livres de M. Hecquet ont déja donné occasion à plusieurs excellents Ouvrages. On a une nouvelle obligation a cet Auteur de nous procurer encore par son dernier Traité, la judicieuse Analyse que M. Procope met au jour : on y trouvera une juste idée du Systême de la Trituration ; des remarques tres solides sur l'usage des Systêmes en general, & une Critique sçavante & instructive appuyée sur les principes les plus constans de la veritable Medecine. FAIT à Paris ce premier Juin mil sept cens douze.

Signez, GAYANT, DU FRESNE, FERMELHUIS, FALCONET, Docteurs. Regens de la Faculté de Medecine de Paris.

ANALYSE

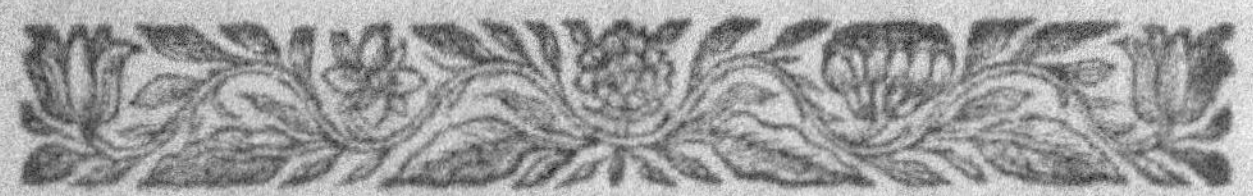

ANALYSE
DU SYSTÉME
DE LA
TRITURATION,
TEL QU'IL EST DECRIT.

*Par Monsieur HECQVET,
dans son Traité de la digestion & des maladies de
l'estomac.*

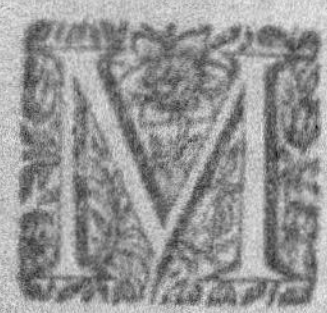ONSIEUR,

Vous voulez sçavoir mes
sentimens sur le dernier Livre

de M. Hecquet, je vous obéïs,
& vous permets de les rendre
publics.

*ᵃ Tout ce qui ſort des mains de
cet Autheur, porte un caractere
ſingulier d'étude & d'érudition. Ce
dernier Traité n'en eſt pas moins
rempli que ceux qu'il nous a déja
donnez.* L'Ouvrage a pour titre,
*De la digeſtion, & des maladies de
l'eſtomac ſuivant le Syſtème de la
Trituration ſans l'aide de la fermentation, dont on fait voir l'im-
poſſibilité en ſanté & en maladie.*

Il eſt diviſé en deux Parties,
chaque Partie, à la tête de laquelle eſt une ample Préface,
eſt diviſée en pluſieurs Chapi-
tres.

Il renferme de plus, un Dictionnaire pour l'explication de
quelques termes expreſſifs que
Furetieres & Richelet ont ob-

ᵃ Dixiéme Approbation.

mis dans le leur, & seize Approbations : cela fait environ six
cens & tant de pages d'un tres-
petit caractere.

Les marges mêmes sont em-
ployées, les noms de tous les
Modernes qui ont écrit en Medecine s'y trouvent étalez. C'est
quelque chose d'incroyable
que le nombre de Livres qu'il
luy a falu à dévorer pour com-
poser le sien.

Je croy, avec un de ses Ap-
probateurs, *qu'on ne peut luy être*
trop obligé du soin qu'il a pris de
rechercher & d'amasser tous les nou-
veaux Autheurs, & de la peine
qu'il a pris de les lire. Ce n'est
cependant point dans la vûë du
remerciement qu'il l'a fait. Il ne
veut pas que le Public luy en ait
obligation. [a] *Son Livre n'est pas*
un present qu'il prétend luy faire;

[a] Premiere Approbation. *Pref. pag. premiere.*

c'est, dit-il, une dette qu'il luy paye. Dans son Traité des Dispenses de Carème, ayant eû à parler de la digestion, il l'expliqua [a] *par la Trituration seule, sans ferment ny fermentation. Un sçavant Medecin de l'Ecole de Montpellier l'attaqua publiquement. Une plume sçavante & respectable l'invita à répondre.* Ainsi publiquement attaqué, publiquement invité à se défendre, il ne pût s'en dispenser. *D'ailleurs le Système de la Trituration naissant encore & sans défenseur, avoit besoin d'une protection; ses Sectateurs la chercherent & la demanderent hautement à l'Autheur de ce Traité, il ne pût la refuser, de sorte que sa défense devint une obligation, laquelle jointe à la bonté de sa cause, le détermina à l'entreprendre* [b] *contre tous les autres Systèmes (qui, selon*

a Ibid. b Pref. pag. 11.

luy) [a] *ne font que de fauffes lueurs
qui éblouïffent fans éclairer, de
faux jours qui trompent, qui pré-
fentent des idées nouvelles, c'eft à
dire autant d'occafions de fautes
que d'effais : & ces effais aux dé-*
pens de la vie. Il réfolut furtout
de défendre fon Syftême contre
celuy de la *fermentation,* [b] *qui a,*
dit-il, *le plus gâté l'efprit & prévenu l'imagination.* [c] *Cependant,
comme cette défenfe devoit être de
quelque difcuffion,* & que la difcuffion demande du tems, l'Autheur pour tenir toujours le
Public en haleine, *prit la liberté
de le prévenir par une Differtation
Sommaire,* qui n'étoit que le *pré-
lude de ce Traité,* que modefte-
ment il appelle *petit Ouvrage.*

Je fuis malheureufement de
ces *efprits prévenus,* & mon imagination eft du nombre de cel-

[a] *Pref. pag.* 10. [b] *Pref. pag.* 11. [c] *Pref. p. premiere.*

A iij

les *que le Système de la fermenta-*
tion a gâtées. Je suis le Dom
Quichotte de la fermentation ;
c'est ma dulcinée ; on ne doit
donc point trouver étrange que
j'en prenne le party.

Nôtre Autheur me pardon-
nera, s'il luy plaît, la liberté
que je prend de l'attaquer. Il ne
doit point craindre de se com-
mettre ; [a] *la dispute en moy n'in-*
teresse point le cœur. *Je me pique*
d'avoir l'esprit bon, pour me servir
de ses termes, *il en peut tout espe-*
rer sans rien apprehender de la
passion. Je suis jeune , je cherche
à m'instruire ; la conscience &
l'honneur m'engagent à faire ce
que je fais : mêmes motifs doi-
vent inviter l'Autheur à me répondre ; car s'il est vray, comme
il le prétend , qu'en fait de Système il n'est point de salut hors

a *Seconde Partie, chap. 11. pag. 173.*

le sien ; & que dans tous les autres, les jours du Public qui se
met entre nos mains periclitent;
on ne peut se donner assez de
peine pour éclaircir & appro-
fondir son sentiment. Loin de [a]
rejetter la dispute il doit la souhai-
ter, & exiger le désaveu des an-
ciennes opinions reçües, puisque
ce sont autant d'erreurs, dont
la vie du prochain est la victime.

Je conserveray tout le respect
dû à son âge & à son merite. Je
le prie seulement de me passer
quelques traits de gayeté, ce
sont des saillies dont il m'est
difficile d'être maître : le plus
mélancholique se trouveroit
dans le même cas s'il avoit à
examiner le même Livre : Mais
tout ce que je diray tombera sur
l'Ouvrage, & rien sur la personne.

[a] *Pref. pag.* 32.

A iiij

Les Loix de l'exacte bienséan-
ce ne défendent pas de penser
autrement que luy, & n'ordonnent point d'adopter un sentiment, parce qu'il s'en declare
le protecteur.

Je vais donc proposer mes
difficultez sur son Système, mais
comme le Livre m'a paru long
& qu'une Lettre doit être cour-
te, j'executerai mon projet en
détail, c'est-à-dire, piéce à piéce, chapitre à chapitre, dont
je feray l'extrait par reprises
pour mettre mes réflexions au
bout ; ces réflexions sont [a] *l'effet du silence & du cabinet*, j'ay
suivy la methode de l'Autheur.
*J'ay donné le tems à mes jugemens
de meurir, pour leur laisser plus
d'équité. Je me suis éloigné de mon
cœur, crainte qu'en étant trop
prés je ne me laissasse, sans y*

[a] Pref. pag. 32.

penser, séduire à mon amour propre ; j'ay rejetté tous préjugez, toutes préventions, enfin j'ay tout
examiné dans le secret de la réfle-
xion. Vous en jugerez. Entrons
en matiere.

Je commence par l'examen de
la Préface.

[a] M. Hecquet est si persuadé
de la bonté de son Système,
qu'il ne craint d'autre opposition
que celle que tous les Sages ont,
pour tout ce qui porte un tel nom.
Ces Sages *trop instruits des faus-*
ses lueurs des opinions naissantes,
de peur d'en être surpris, *con-*
damnent tous les Systèmes en bloc
& en tâche, sur l'étiquette du
sac, les presens, les passez &
les futurs, [b] *& les regardent com-*
me des titres d'ignorance & d'im-
péricie. L'Autheur qui n'avance
jamais rien de luy-même, pro-

a *Pref. pag. premiere.* b *Pref. pag. seconde.*

duit ces Sages sur la scéne, pour dire leurs raisons en latin & en françois, les voicy.

Quoy, disent-ils, *serons-nous plus habiles ou plus heureux que nos Péres, pour n'admettre que des veritez constantes, tandis qu'ils ne nous ont laissé que des vray-semblances contestées. Le malheureux succez des Systémes passez, fait le fondement de leur défiance. Il leur paroit que la Medecine d'autre fois se faisoit à moins de frais, moins attentive à ce qui faisoit les maladies, qu'à ce qui les guérissoit, persuadé que l'usage est le maître en l'art de guérir. Cette science, selon eux, devroit être la science des faits,* ᵃ *l'étude de la nature, de ses marches, de ses vûës & de ses maniéres. Une connoissance habituelle de l'histoire des Maladies, de l'ordre de leurs Sym.*

ᵃ Pref. pag. seconde.

ptômes , de leur commencement , de
leur progrez & de leur fin , ou une
facilité à démèler ce qui accommode
ou incommode le Malade ; ce qu'il
faut faire, ou obmettre dans les maladies. Delà ils concluent, *qu'il ne
faudroit admettre pour Philosophie
en Medecine que la connoissance
exacte & suivie des mouvemens de
la nature ,*[a] *ne croire qu'à ses yeux,
& se défier de toute hipotèse.*

À toutes ces raisons l'Autheur
répond *Amen,* & adresse des vœux
au Ciel ;[b] afin *qu'il fasse que la
Medecine rentrant dans son ancienne dignité , reprenne la gravité
de ces sciences muettes,* qui s'expliquent par leur silence. *Artes
mutæ;que*[c] dorénavant on n'enten-
dit plus alléguer ces causes de nos
maux , si pompeusement citées , &
toûjours incertaines , il ajoûte ensuite ses réflexions ; mais elles

a *Pref. pag.* 3. & 4, b *Pref. pag.* 2. c *Pref. pag.* 4.

sont semblables à celles que nous venons d'extraire, il n'y a que les termes de changez ; on trouve pourtant quelques endroits où il encherit par - dessus ce qu'ont dit les Sages, il veut *que les* [a] *indications se prennent de l'experience qu'on aura acquise, du bien & du mal qu'on aura vû s'ensuivre de la conduite qu'on aura tenuë en d'autres occasions ; & qu'enfin avec la tête pleine des succez ou des malheurs arrivez dans telles circonstances de tems, de régime & de remede, on parvienne à n'agir que par observations, à ne parler que par faits & à ne se conduire que par maximes.* [b] *Il n'a besoin pour guerir que des connoissances sensibles, telles que* [c] *l'air, la saison, le païs, mille réflexions tirées de ces circonstances formeroient une étiologie (c'est-à-dire, selon*

a Pref. pag. 5. b Pref. pag. 8. c. pag. 11.

son Dictionnaire , l'explication
des Maladies.) [a] *D'autant plus
seure qu'elle sortiroit du sein de la
nature & que ce seroit la peindre
sans la défigurer.* [b] L'Auteur s'é-
tend ensuite & déclame contre
les égaremens , *le peu de bonne
foy & la vanité des faiseurs de
Système , qui ont preferé des principes de commande à ce que la nature offre de réel.*

Ce n'est pas , [c] (selon luy) *que
la Medecine n'ait ses suppositions;
mais elle ne doit supposer que des
faits certains & des veritez constantes ,* [d] *& non des êtres imaginaires & contestez , comme l'Amer,
l'Acerbe , l'Acide , que la fermentation admet sans les prouver.* Il
ne sçauroit [e] trop s'étonner de la
bonne foy dans laquelle on a vécu
sur ce chapitre , n'étant pas possible

a pag. 6. b pag. 8. & 9. c pag. 12. d pag. 10.
e pag. 11.

d'en trouver dans les Autheurs une seule preuve valable.

[a] Le Systême des anciens luy paroît plus probable, & plus profitable même, *car les qualitez de froid & de chaud, étoient du moins existantes à leurs manieres, & servoient de guides en Medecine.*

Tant de raisons démonstratives obligent enfin l'Autheur à prononcer *Sentence d'éxil* [b] *à tous les Systêmes, pour se livrer uniquement au courant de la nature.* Mais un moment aprés touché de pitié, *considerant que le tems n'est plus où les Medecins étoient écoutez comme des oracles, & qu'ils sont aujourd'huy responsables de leur conduite,* il rappelle les Systêmes & nous permet d'en adopter un, mais il ne nous l'accorde que comme un jargon, *ou* [c] *une espece de langage, pourvû*

a Pag. 10. b pag. 11. c pag. 12.

qu'il soit bàty sur les consequences
tirées de la nature, qui n'est bien
expliquée, que quand on l'explique
par elle-méme; une hypotese de cette
espece, se trouveroit seule exempte
des reproches de nouveauté & d'in-
certitude qu'on a fait de tout tems
aux autres, parce que l'ordre de la
nature, ses mouvemens & ses loix
qui en feront la baze, sont immua-
bles; car, comme dit le Prophete
Jerémie, fort à propos cité par
M. Hecquet *si defecerint leges
istæ.... tunc deficiet &c.*

    [a] *Les Systèmes qui ont mainte-
nant cours en Medecine perdroient
trop dans le paralelle, qu'on en feroit avec le portrait qu'il vient de
faire; il n'en veut insulter aucun, il
les a trop ménagez jusqu'à pré-
sent, pour les choquer dans la
suite. Il se contente de démonstrer
que celuy de la Trituration ressem-*

[a] Pag. 12.

ble parfaitement au modele qu'il
vient de tracer.

Mais avant que de le suivre,
réflechissons un peu sur tout ce
que je viens d'extraire, la matiere en vaut bien la peine, il
s'agit icy d'une question qui a
été déja plus d'une fois mise sur
le tapis & qui mérite d'être trai-
tée.

REFLEXIONS.

M. Hecquet, qui sur la fin ne
veut offenser aucun des Systêmes reçûs, ne les ménage gueres
dans le commencement? Croit-
il leur avoir fait grace, quand
il les appelle *de fausses lueurs qui*
éblouissent sans éclairer de faux
jours qui trompent. Si ce sont-là
des douceurs à sa maniere, comment traitera-t-il les Systêmes qu'il voudra décrier, ou
pour me servir de ses termes
qu'il

qu'il voudra *insulter* : mais je luy passe cela, les Autheurs ont droit de represailles, ils joüent tous à charge de revanche; les injures sont de foibles blessures, ils ne s'en fachent pas. Venons au fait.

On veut nous insinuer qu'on peut, qu'on devroit même se passer de Systême en Medecine, je vais tacher de prouver le contraire.

En verité ces Messieurs, ont une bien bonne opinion des Anciens, & une bien mauvaise des Modernes, *le malheureux succez des Systèmes passez fait le fondement de leur défiance.* Ils doutent que nous puissions être *plus heureux ou plus habiles que nos Peres* : Et pourquoy non ? Quoy ? parce que nos Peres ont été des ignorans, est-il de nécessité que leurs enfans leur

reſſemblent? ſi de certaines veritez ont échapé à leur penetra-
tion, ſerons-nous incapables de
les appercevoir ? Devons-nous
en abandonner la recherche?
Au contraire, c'eſt ce qui doit
nous y porter. S'ils les avoient
trouvées, nous prendrions une
peine inutile; il n'y auroit qu'à les
en croire, on ne doit chercher
que ce qui n'a point été trouvé.

Si l'on eût toujours raiſonné,
comme ces prétendus Sages,
nous ſerions encore les fades
partiſans des qualitez occultes,
le foye conſerveroit le privilege
de faire le ſang, le reſervoir, le
canal thorachique, la circulation du ſang, les loix du mouvement, tout cela ſeroit incon-
nu ; Hervé, Deſcartes & Pé-
quet ſeroient regardez comme
des novateurs, des héretiques,
mais grace à ces heureux téme-

raires , nous expliquons par
méchanique toutes les fonctions
du corps humain , & nous pou-
vons, sans présomption, nous
flater d'en sçavoir plus que ceux
qui nous ont précedez.

*La Medecine d'autre fois se
faisoit à moins de frais , moins
attentive à ce qui faisoit les maladies , qu'à ce qui les guérissoit.* Sont ce-là des Sages ¡qui
parlent ? reconnoît - on icy le
langage de la sagesse ? comment guérit - on les maladies
sans les connoître ? Nos Anciens
avoient - ils le don des mira-
cles ? Sur ce fondement les ven-
deurs de Mitridathe , les Charlatans , tous les gens à secrets
seroient admis en Medecine ; ils
seroient quittes pour dire , qu'à
la verité ils ne sçavent point raisonner sur le mal , qu'ils igno-
rent la cause qui le produit ,

mais que leur remede eſt excel-
lent & qu'il guérit toujours. Les
Apotiquaires ſeroient dans le
même cas , ils reçoivent tous les
jours nos receptes , ils les liſent ,
les étudient , ils voyent les Malades pour qui elles ſont faites ;
ils pourroient par conſequent
être regardez comme bons Medecins. Le Public n'a que trop
de pente à le croire , & ils n'ont
que trop d'envie de le luy per-
ſuader , ſans leur fournir les
moyens de fortifier ce préjugé.

Je n'ay pas deſſein d'offenſer
Mrs les Apotiquaires en general,
je ne parle que de ceux qui ſe mê-
lent de la Medecine mal à propos. J'eſtime fort un Pharmacien
qui eſt bon Pharmacien , & qui
ne fait que le Pharmacien ;
mais tout Apotiquaire qui fait
le Medecin eſt un ignorant en
ce fait là , qui n'eſt pas de ſon

ressort ; on ne sçauroit tout sçavoir, l'esprit de l'homme est trop borné pour entreprendre tant de choses à la fois, l'exacte connoissance des simples, des drogues, leur choix, la maniere de les préparer, la science des divers degrez de chaleur, tout cela est d'une assez grande étenduë pour l'occuper tout entier.

Cela n'est pourtant que trop commun à Paris ; plusieurs passent les journées à voir les Malades en qualité de Medecin, & laissent cependant le soin de leurs boutiques à des garçons, des apprentifs, qui souvent, faute de sçavoir lire nos ordonnances, font mille quiproquo, préjudiciables à la santé du Public & à la réputation des vrais Medecins. C'est un abus d'autant plus difficile à détruire, qu'il est soutenu de la prévention des grands

& des petits & la triste experience qu'ils en font tous les
jours n'a pû jusqu'à present les
désabuser.

La connoissance des remedes
ne suffit pas pour guérir, l'ignorance où l'on est de la cause des
maux , & le peu d'attention
qu'on y fait en rendent la cure
difficile : les specifiques ne nous
manquent point , mais le fait est
de les appliquer à propos. La
cause du mal doit nous servir de
regle & de guide , il faut donc
connoître la maladie avant que
de songer à la guérir , *boni ignoti
nulla cupido , mali ignoti Curatio
nulla* ; mais cette connoissance
ne dépend pas des yeux seuls
ny des sens. Comment M. Hecquet par ses sens tire-t-il des
reflexions du temperamment
des Malades , de l'air , du pays ,
de la saison ? Toutes ces choses

varient : voit-il le temperament?
voit-il l'air? voit-il les effets ca-
chez que la difference du pays &
des faisons produit dans le corps
de ses Malades? ses yeux luy ser-
vent-ils à connoître si l'air est
grossier ou subtil, & l'impression
qu'il fait sur nôtre machine? n'a-
t-il pas besoin de raisonner alors
par des principes de Physique?
Les loix du mouvement, la gravité, l'élasticité des corps ne luy
sont-elles d'aucune utilité? n'est-
il pas même quelquefois obligé
de supposer & d'agir en conséquence des conjectures qu'il
tire de ses suppositions? Voilà
ce que j'appelle un Systême;
voilà ce que j'appelle raisonner.

Il faut donc du raisonnement
en Medecine, non pas de ce raisonnement pompeux dont se
parent quelques jeunes Docteurs
qui croyent briller par un beau

langage, qui dans le fond ne sert
qu'à fortifier le Public dans l'o-
pinion injuste qu'il a que les Medecins ne sont que de bons Ora-
teurs. Ce n'est pas là ce que
j'entens, au contraire en cette
occasion je souhaitterois, comme l'Autheur, que *la Medecine
rentrant dans son ancienne dignité, reprit la gravité de ces
sciences muettes qui s'expliquent
par leur silence, artes mutæ;*
c'est icy que Monsieur Hecquet
devoit placer sa reflexion : car le
Medecin ne doit que voir son
malade, examiner la maladie,
s'en faire une idée, reflechir
dessus, prendre son party, ordonner & s'en aller, sans *verbia-
ger* pendant une heure auprés
des Parens, de la Garde, du
Confesseur & du Malade qu'on
étourdit & qu'on ennuye.

Le raisonnement que je demande

mande eſt un raiſonnement in-
terieur, un Syſtême que le Mé-
decin doit ſe faire de la cauſe du
mal : il faut que ſes ſens l'aident
en quelque façon à découvrir ce
qui n'eſt pas ſenſible, & que par
les conſequences qu'il tire des
choſes qu'il voit, il parvienne
à connoître auſſi ſeurement celles qu'il ne voit pas, ſans cela ſa
pratique eſt toujours chance-
lante.

*L'uſage eſt le maître en l'art
de guérir* ? n'en déplaiſe à ces
prétendus Sages, c'eſt un privilege que je luy refuſe, je ne le
reconnois pas pour unique guide. Ne diroit-on pas à les entendre parler, qu'il y a une coûtu-
me, une mode dans la maniere
de traiter les Malades? qu'on ne
preſcrit les remedes que par ce
qu'ils ſont uſitez ? Non vray-
ment, c'eſt parce qu'ils ſont ne-

cessaires, & qu'ils conviennent à la maladie, qu'il faut les ordonner. L'usage d'un remede n'en fait pas la bonté & la necessité; mais la bonté en détermine l'usage.

Si par malheur (ce qui n'est que trop commun) il arrive quelque symptome nouveau, que fera - t - on ? d'où prendra-t-on cette facilité à démêler ce qui fait du bien ou du mal, ce qu'il faut observer ou obmettre ? Nous viendra - t - elle par infusion ? L'usage en cette occasion ne nous apprend rien : comment se tirer d'embarras ? laissera-t-on mourir le Malade sans rien faire ? ou faudra-t-il se résoudre, à hazarder des experiences ? Voilà pourtant à quoy l'on sera réduit, si l'on ne suit que l'usage, sans s'embarrasser de la cause du mal.

Un Medecin qui a un Système

agit bien differemment : rien
n'eſt nouveau pour luy ; rien ne
le ſurprend : ſi le premier aſpect
d'un accident l'étonne, la reflexion diſſipe ſa ſurpriſe : il ana-
lyſe, il explique & parvient par
ſes principes à la connoiſſance
de la cauſe qui le produit, &
des remedes qui luy conviennent.

Qu'on ne me diſe pas *que*
l'hiſtoire des maladies, de leurs
ſymptomes ſuffit, & qu'il *n'eſt*
ſeur de faire que ce qui a été
fait. Toutes ces propoſitions
peuvent être niées : 1°, Le paſſé
n'eſt pas toujours un ſeur ga-
rand du préſent & de l'avenir :
les maladies, quoyque ſembla-
bles en apparence, ſont en effet
bien differentes ; l'ordre eſt ſouvent changé, peut-être n'y a-t-il
aucun Medecin, quelque vieux
qu'il ſoit, qui puiſſe ſe vanter

d'avoir vû trois maladies qui
ayent été les mêmes dans toutes
leurs circonstances, & qui ne
se soient point démenties depuis le commencement jusqu'à
la fin. 2°, Cet ordre des symptômes, des commencemens, des
progrez & des fins dépend de
la maniere dont les Malades
sont traitez. Les Pleuréfies se
terminent ordinairement au se-
ptiéme jour, il y en a cependant
qui vont au dix & au douze.
Dans les unes les Malades sont
guéris dés le six, quelque fois
dés le quatre ; les uns plûtôt, les
autres plus tard, selon les remedes qu'ils ont pris.

Je ne prétens point ôter à *l'u-
sage* toutes ses prérogatives, il
est utile, je l'avouë, necessaire
même à un Medecin, il le fami-
liarise avec les maladies & le
rend plus hardy ; mais l'on n'en

doit pas conclure, comme fait M. Hecquet, *qu'il n'est seur de faire que ce qui a été fait.* L'experience fait voir le contraire : nous usons d'une infinité de remedes inconnus aux Anciens ; si l'on eût scrupuleusement suivy ce principe, l'Emétique qui peut passer pour un des meilleurs de la Medecine ne se feroit jamais relevé de la sentence que prononça contre luy Guy Patin ; mais heureusement il en a appellé, nous luy avons fait grace, & nous n'avons pas sujet de nous en repentir.

Il y a souvent de la sagesse à prendre une methode nouvelle dans la cure des maladies ; celle des petites veroles de ce tems en est une preuve ; l'usage ancien étoit de donner aux Malades des cordiaux tres-chauds, du vin d'Alicante ; sur tout il étoit défendu de leur tirer du sang. Un Medecin qui l'auroit fait eût été regardé comme un homicide ; par bon-heur d'illustres Praticiens, aprés de meures refléxions, ont pris une route nouvelle , & sans craindre de choquer le préjugé des demy-Sçavans, appuyé des Charlatans, ont fait saigner & purger même les Malades, & par leur guérison ont fait voir au Public que ce n'étoit pas à luy à décider de nôtre conduite , & que l'ancienneté n'étoit point un droit en fait de pratique.

Je voudrois bien demander à M. Hecquet quel motif l'a engagé à s'éloigner icy de l'ancienne méthode (car je puis dire à sa gloire, qu'il a été un des premiers) l'usage n'a pas été son modele , ses yeux, ses sens l'ont-ils inspiré ? Pour son honneur,

j'aime mieux croire qu'il a rai-
fonné.

Je ne veux pas m'embarquer
à refuter les raifons qu'il apporte les unes aprés les autres,
il fuffira d'y répondre en general. Son but eft de prouver que
les Syftêmes font inutiles ; que
l'étude de la nature & l'experience fuffifent dans nôtre art.

A l'égard de l'utilité je la
fens, d'autres l'ont fentie avant
moy. Galien, Fernel, & tous
les Commentateurs d'Hypocra-
te (qui meritent auffi - bien le
nom de Sages que Pline, Baco-
nius & Velleïus Paterculus, citez
par M. Hecquet) ont-ils crû les
Syftêmes inutiles ? eux qui fe
font épuifez à nous en donner
pour l'explication des fonctions
animales & les caufes des maladies. L'Autheur ne s'eft - il *dé-*
robé à luy-même malgré fes grandes

occupations, n'a-t-il pris *la peine de lire*[a]Pitcarne, Bellini, Bonhius, Gulielmini, Moorton, Borelli, Frindius, Reverhoft, Lamzuverde, Geuder, Barchufen, Lifter, Leeuvenhoek, Berger, Peyrus, Sanctorinus, Terenzoni, & tant d'autres Autheurs nouveaux, n'a-t-il *éxaminé leurs opinions*, n'en a-t-il *fait la digeftion*, enfin n'a-t-il compofé un Livre de fept cens pages, que pour nous donner une chofe inutile? Non, cela n'eft pas croyable. M. Hecquet n'eft point de ce fentiment, les effets le prouvent. Il juge les Syftêmes fi neceffaires, qu'il prétend par le fien, rectifier nôtre pratique, étendre nos vûës, les multiplier, les reformer, & nous faire entrer dans celles de la nature. . . .

[a] Dixiéme Approbation.

Mais à propos de *nature*, voilà un terme dont l'Autheur & ſes *Sages* ſe ſervent ſouvent, il eſt en partie cauſe de l'exil des Syſtêmes ; on les chaſſe pour le ſubſtituer.

Il eſt vray qu'il ſonne bien mieux à l'oreille ; il a de l'apparence ; il aide ſouvent à ſortir d'embarras ; il embellit le ſtile, la Periode devient gracieuſe dés qu'il y eſt placé. Eſt-il rien de plus joly à lire ou entendre que ces ſortes de phraſes ?[a] *il faut reveiller la nature,*[b] *la peindre ſans la défigurer,*[c] *l'écouter, l'interpreter, ſe familiariſer &*[d] *agir de concert avec elle,*[e] *ſe livrer à ſon courant.* Cela eſt fort bien dit, mais qu'eſt-ce que cela ſignifie ? On nous repaît tous les jours de ce nom de *nature* ; on luy donne mille attributs, *elle eſt une, elle eſt ſage,*

a. Preface p. 7. b p. 4. c. p. 5. d Ibid e p. 11.

elle est constante, elle agit en *nous*, on l'adapte à tout ; tout le monde s'en sert ; chacun croit l'entendre, & je ne l'entens point. Y a-t-il quelque chose en moy qui ne soit pas moy sous la tutelle de qui je suis obligé de vivre ? Depuis long-tems j'en cherche l'explication, & j'ay trouvé que rien n'est plus obscur, que rien n'est moins significatif; enfin que ce n'est rien, ou que c'est un Système déguisé sous un nom supposé.

Les anciens Philosophes regardoient la *nature* comme une Divinité des sens égale à Dieu : il les font toujours agir tous deux ensemble ; jamais l'un ne va sans l'autre, comme on voit par leurs axiômes, *Deus unus, natura una, Deus & natura nihil moliuntur frustra.* Ils les unissent par tout, & la seule difference

qu'on y apperçoit, est qu'ils donnent le pas à Dieu en le nom-
mant le premier.

Vanhelmont en a fait un petit
archer, le cœur est sa guérite,
il est sans cesse aux écoutes ;
dés qu'il entend du bruit il court
au qui-vive ; il appaise les sédi-
tions qui s'élevent dans la machine, livre bataille aux ennemis
qui y entrent, est triste ou gay
selon l'évenement du combat.

Mais ce sont des contes & des
rêves, le Public cependant donne dedans.

J'ay trop bonne opinion de
l'Autheur & de ceux qu'il intro-
duit sur la scéne, pour croire
que luy & eux ajoûtent foy à toutes ces fables : qu'ils s'expliquent
donc plus clairement sur le mot
de *nature* ; peut-être me diront-
ils qu'ils entendent par - là le
mouvement des solides & des

fluïdes , les loix des communi-
cations & la structure des parties : à la bonne heure ; voilà tout
ce que je demandois : car enfin
puisqu'ils veulent qu'en Medecine on ait une exacte connoissance des mouvemens de la nature , & que ces mouvemens
sont ceux des solides & des fluïdes , c'est un veritable Système ;
car , par *Système* , je n'entens
autre chose que l'explication
Physique des fonctions du corps
humain par les loix du mouvement, & je croy pouvoir démontrer qu'on ne peut s'en passer
dans nôtre art. Voicy mon argument.

La Medecine est l'art de guérir les maladies : on ne peut guérir les maladies sans les connoître : or les maladies ne sont que
les fonctions lézées , elles peuvent l'être de plusieurs façons ;

il faut donc sçavoir en quoy
précisément elles sont lézées :
On ne peut parvenir à le sçavoir
que par la connoissance de la
maniere dont ces fonctions se
font en l'état de santé : Cette
connoissance dépend de la structure des parties & des loix du
mouvement : les loix du mouvement sont des principes de Physique ; donc les principes de
Physique servent à nous faire
comprendre la méchanique des
fonctions en santé, & la cause
de leur lézion en maladie ; donc
sans ces principes on ne peut
guérir ; donc ces principes sont
necessaires en Medecine ; donc
en Medecine on ne peut se passer
d'un Systême.

J'avoüe que ce n'est que *d'a-*
près l'experience qu'il est seur de
le bâtir, comme il est vray
de dire qu'il a falu observer le

cours des Astres avant que d'é-
tablir les principes de l'Astro-
nomie ; mais cela ne dit point
qu'il n'en faille pas, & que l'experience suffise dans nôtre art ;
elle est necessaire, on ne peut le
nier, mais cependant si elle n'est
soûtenuë de principe & du raisonnement, elle apporte souvent plus de lueur que de lumie-
re ; peut-être même pourrois-
je avancer qu'un jeune Medecin bon Physicien aprés dix
ans de pratique, en sçait plus
qu'un vieux de quatre-vingt ans
qui n'aura jamais eû aucune tein-
ture de Physique. Ce dernier est
toûjours la dupe de son experience, elle ne sert qu'à le faire
conclure du particulier au general : par ce qu'un remede
luy aura réussi dans la gueri-
son d'une maladie, il le don-
nera hardiment & le croira im-

manquable : au contraire, par ce
qu'un autre aura eu quelque
mauvais succez, il n'osera plus
l'ordonner ; ses consequences
seront fausses. Les remedes qui
ont réussi ne réussissent pas en
toutes rencontres. Un même remede ne convient pas toûjours à
la même maladie, deux tout dif-
ferens la guerissent quelquesfois,
parce que les causes qui la pro-
duisent ne sont pas les mêmes,
quoique les Symptômes paroîs-
sent semblables. Il y a des dé-
voymens que le lait guerit, il y
en a d'autres que le lait augmente, & rend même incurables,
quand on s'obstine à en faire
usage.

On a beau avoir [a] *la tête pleine*
des succez où des malheurs arri-
vez dans de telles circonstances de
remedes, & regime de vie, nôtre

[a] *Pref. pag.* 11.

pratique n'en sera pas plus seure, nous ne prendrons pas moins
le change , nous tomberons au
contraire chaque jour dans de
plus lourdes fautes , si nous ne
cherchons & ne découvrons les
raisons & les causes de ces succez , & de ces malheurs.

La pratique varie necessaire-
ment tous les jours , quoique les
maladies qui regnent maintenant ressemblent à celles qui re-
gnoient il y a vingt ans , elles
veulent être traitées d'une methode toute opposée? Comment
la trouver cette methode si l'on
n'en croit qu'à ces yeux , si l'on
n'admet pour toute étude que
les connoissances sensibles ; si l'u-
sage est le maitre en l'art de gue-
rir , si l'experience seule doit nous
servir de guide ; enfin s'il est défendu de raisonner & d'avoir un
Système ? Faudra-t-il attendre
que

que les malheurs nous ayent
inſtruits , & que l'eſſay ou le hazard nous fraye un nouveau che-
min , en ce cas nôtre art ne ſeroit pas même un art conjectural,
ral, ce ſeroit une progreſſion per-
petuelle d'experiences aux dépens des malades.

D'ailleurs , la Medecine fon-
dée ſur la ſeule experience ſeroit ſujette à de grands inconveniens, comme chacun pratique en ſon particulier , chacun
a ſes experiences particulieres ;
l'émetique m'aura réuſſi dans la
cure des fiévres malignes , & je
me ſeray mal-trouvé de la trop
frequente ſaignée ; un autre au
contraire ſe ſera mal-trouvé du
vomitif, & aura réuſſi par une
large & abondante effuſion de
ſang , ſi nous venons à conſulter
enſemble , il s'élevera une diſ-
pute entre nous qui durera juſ-

D

qu'au jour du jugement. Je proposeray la purgation, il la rejettera ; il proposera la saignée, je m'y opposeray ; il alleguera ses faits, je citeray les miens ; plus nous aurons *la tète pleine des succez ou des malheurs qui nous seront arrivez* ; moins nous nous accorderons. Nôtre experience nous rendra mutuellement tenaces dans nôtre opinion, & sera une pomme de discorde ; au lieu qu'avec un Système la seule exposition du fait present nous réüniroit en nous en faisant découvrir la cause.

Il est vray que le même inconvenient arrivera entre deux Medecins, dont l'un regardera les fluïdes, l'autre les solides, comme causes des maladies ; mais cela ne prouve pas qu'il ne faille point de Système, cela prouve simplement que la multiplicité ne fert qu'à obfcurcir la Medecine, & qu'il feroit à fouhaiter qu'il n'y en eût qu'un, mais un bon: on pourroit conclure de là, que M. Hecquet auroit bien pû fe paffer de réveiller celuy de la Trituration qui feroit une matiere de controverfe éternelle s'il avoit cours. Cet Autheur pouvoit le laiffer repofer avec les cendres d'Erafiftrate; il eft d'autant plus inutile, qu'il ne nous le donne que comme un jargon? en avons-nous befoin? comment pretend-t-il nous apprendre à parler d'une façon nouvelle? veut-il reformer nôtre langage? qu'y trouvet-il à-dire? n'eft-il pas intelligible? nous nous expliquons affez bien je penfe, nous nous entendons, nous nous faifons entendre? que faut-il de plus? fa reforme peut-être va faire revenir la confusion des langues , à moins que d'un commun accord , nous ne l'adoptions tous.

Comme naturellement je suis constant , je ne change que pour être mieux ; examinons donc son Systême , s'il est le meilleur nous nous y rendrons , & s'il ne nous contente pas , aprés l'avoir refuté nous établirons celuy de la *fermentation* , & nous ferons en sorte qu'il ait les conditions requises par M. Hecquet. Nous ne *supposerons que des faits avoüez & des veritez constantes.*

EXTRAIT DU SYSTESME
de la Trituration.

M. Hecquet veut nous prouver que les parties solides ont tout l'honneur du Méchanisme, que les Fluïdes n'ont aucune part aux fonctions du corps hu-

main , que le sang , par luy-
même , n'est capable de rien ,
qu'il n'est que le sujer & qu'il ne
fait qu'obéïr aux loix que les fibres luy prescrivent. *Enfin , que
la santé , la maladie & la gue-
rison sont les effets du broyement,
& de la Trituration ,* voicy ses
preuves.

*Tout est vaisseaux dans le corps,
tes vaisseaux se meuvent , ce mouvement ne se peut faire que par le
raprochement des parois , c'est donc
un resserement , une contraction,
une pression ; donc , toutes les parties du corps ont un mouvement de
compression & de contraction.*

*Or tous ces vaisseaux contiennent
des liqueurs dans leurs cavitez toutes les liqueurs du corps humain sont
donc continuellement pressées ; cette
pression est l'action d'une force alternative , donc cette pression est alternative : une pression alternative est*

un batement, donc ces liqueurs sont batuës, ces liqueurs sont divisibles, donc elles sont divisées ; une division par batement, est un broyement, une Trituration, donc ces liqueurs sont continuellement broyées & triturées.

La structure naturelle des vaisseaux démontre la force alternative. Les membranes sont tissuës de deux plans de fibres, les unes longitudinales, les autres circulaires; les longitudinales coupent les circulaires à angles droits, elles sont élastiques ; les circulaires sont motrices semblables à des sphincteres qui compriment ; or l'élasticité des longitudinales resiste à la compression, & de cette resistance naist une action & une ré-action réciproque. Voilà justement la force alternative & broyante qu'on cherche.

L'autheur qui sent toute la force de son argument, crie vi-

ctoire, il triomphe; *tout ce qu'il
a dit est avoüé*, ce sont donc des
premices accordez ; les consequences
qu'il en tire sont justes, donc les
preuves de la Trituration sont tirées du fond de la nature en l'état
de santé. En maladie, cela est encore bien plus clair.

Cette nature est une, en santé
elle broye les liqueurs, en maladie
elle travaille à les rectifier ; & pour
cela elle ne change ny d'instrumens,
ny de manieres. Son objet est le
même ; c'est de rendre ses sucs cou-
lants, & c'est par le broyement
qu'elle y parvient.

Donc en maladie comme en santé,
tout est battement, broyement, Trituration.

La fièvre en est la preuve : ce
n'est qu'un redoublement de systole
dans les artéres, c'est une nature
soulevée qui met tout en usage pour
se débarrasser, & qui lutte vigou-

reusement contre le mal, cette lutte
vient manifestement de l'effort que
les solides font sur le sang; c'est
donc une pulsation, une pression,
un batement, un broyement, une
Trituration.

L'épaississement du sang dans
une grande maladie, démontre clairement l'impossibilité de la fermentation; c'est un solide renfermé
dans un solide? comment s'imaginer
qu'une liqueur compacte soit acti-
ve, turbulente & capable d'agir
par ses parties intestines, on ne peut
s'en faire que l'idée d'un corps étrange, dont la nature veut se défaire;
le sang devenu solide oppose par son
poids & sa masse, une resistance
extraordinaire, à l'impulsion des
vaisseaux, ces vaisseaux prennent
plus de ressort, se resserrent avec
plus de célerité & de force, parce
qu'elles sont plus dilatées; elles se
donnent donc des vibrations plus
fréquentes,

fréquentes & plus impetueuses pour vompre les digues qu'elles rencontrent, & broyer les sucs qui leur font violence.

L'Autheur satisfait de son raisonnement, tire une consequence *semi-iroique* par un point interrogant ; *mais une matiere,* dit-il, *qui redevient coulante par l'action des organes qui la pressent & la battent redevient-elle fluïde par un autre moyen que celuy de la Trituration ? Voilà ce que fait la fiévre ; la fiévre est donc une trituration redoublée.*

Cela me paroît démonstratif.

On croiroit, peut-être, de tout cecy tirer une consequence contraire à celle de M. Hecquet, & de ses mêmes principes conclure *que les fluïdes ont plus de part qu'il ne leur en accorde :* point du tout, il prévient l'objection, il y répond avant qu'on la fasse;

E

tout ce qu'il vient *de dire de la re-*
sistance du sang n'est pas propre au
sang, il n'est mauvais que par em-
prunt, il tient d'ailleurs le mal qu'il
fait ; son épaisissement ne vient pas
de luy, il est sous le joug, il roule sous
des loix étrangeres ; l'action des so-
lides est cause de son épaisissement.

En cette occasion la Trituration ne triture plus, le broyement ne broye plus, il joint, il
lie, il unit les parties, tant il est
vray qu'une même cause produit
deux effets contraires ; ainsi le
sang étant moins trituré, moins
broyé son *épaisissement est luy-mê-*
me l'ouvrage des solides & de la
Trituration.

M. Hecquet en donne trois
démonstrations consecutives qui
sont soutenuës d'un exemple,
qui en cas de besoin, pourroit
passer pour une quatrième : cet
exemple est l'artifice, *dont on se*

ſert pour unir les brins de laine &
en compoſer une étoffe denſe & ſerée.

L'Autheur en ſuite explique
dans le même goût toutes les
maladies, il ne perd quaſi point
la Trituration de vûë, & ſi par
hazard cela luy arrive, ce n'eſt
pas pour long tems, il la bien-
tôt *retrouvée.*

Dans les pleureſies, & les inflam-
mations du poulmon, cet organe en-
goûé d'un ſang pâteux ſe dilatte,
& ſe reſſerre avec plus de force pour
l'attenuer & le refondre.

Donc cette maladie eſt l'éffet du
broyement ; la reſpiration précipitée
en eſt la marque.

Dans les diſſenteries ce même
ſang trop peſant rallenti, fixè, coa-
gulé, appeſanty dans les vaiſſeaux
des inteſtins, les menace en perdant
tout mouvement d'y attirer la gan-
grenne.

Donc la Trituration en eſt cauſe,

rien n'est plus évident, cela saute aux yeux & ç'en seroit assez pour établir l'idée de la *Trituration*. Mais l'Autheur n'est point avare de preuves, *en voicy d'autres.*

Dans les rhumatismes, où le malade perclus & douloureux est d'abord sans fièvre laquelle paroît dés qu'on a saigné, on demande en quoy consiste alors le broyement, tout autre y seroit embarrassé, M. Hecquet ne l'est point, il a reponse à tout. *La Trituration (il est vray) manque, mais ce manquement fait la maladie.* Son absence & sa présence causent également les mêmes maux. *D'ailleurs cette absence n'est pas longue,* ce n'est qu'un interrégne de peu de durée. *Il saigne, la fièvre survient,* victoire, voilà la *Trituration retrouvée.*

Dans les apoplexies, le poulx est gros, dur, élevé, les malades quand ils en reviennent, se plai-

gnent d'une douleur terrible à la
tête, le sang qu'on leur tire paroit
souvent coineux, après la deuxiéme
ou la troisiéme saignée, on leur trouve dans le cerveau quand ils meu-
rent, un sang arrété, épaissi, dur
& polypeux.

Donc le battement des artéres
a autant de part dans cette maladie, que dans les autres dont on
vient de parler.

Quoique ce détail ne soit déja,
peut-être, que trop ennuyeux, cependant les intéréts de la Trituration ne permettent pas à l'Autheur, d'obmettre la part qu'elle
a aussi dans l'hydropisie dans les
pasles couleurs, dans les maladies
des glandes &c. Un sang sur-abon-
dant épaissi, sur-chargeant les
artéres, cause la triste & mal-
heureuse maladie qu'on nomme hydropisie.

Donc c'est aussi une maladie des

solides dont le ressort, la pression, la Trituration outrée ou vicieuse est la cause.

Les pâles couleurs ne participent pas moins de cette disposition, la fièvre lente qui les accompagne, les battemens d'artères dans la tête, l'état du sang affiné, léger, subtil, confirme tout cecy. Le volume des liquides devenu superieur fait trop d'effort sur les solides. Tout cela ne renferme-t-il pas l'idée de pression, d'oscillation, de broyement.

Donc cette maladie est une Trituration du sang outrée, vicieuse & déreglée.

Les maladies des glandes, comme les écroüelles, paroîtroient plutôt les effets du repos des parties, que de leur frotement ; mais cette idée vient faute d'attention, une observation sensible la dément. Les viscéres tels que la vessie, l'estomac, qui sont des parties tres-

remuantes, & qui ont des frote-
mens connus, sont les plus exposez
à laisser amasser des matieres dur-
cies, & pelotonnées, à faire des
durillons, des bézoards, des pierres.

Donc le frottement ne paroit pas
contraire à l'endurcissement des
glandes.

Donc il en est la cause.

Les écroüelles sont une maladie
de la lymphe, cette lymphe est fille
de la Trituration, se trouvant trop
nourrie, elle prend plus de volume
& de masse, elle oppose par consequent trop de résistance aux foibles
puissances qui la poussent; ces puissances sont les vaisseaux lymphatiques qui à la verité sont d'une tissure mince & délicate; mais ils
sont fortifiez interieurement de val-
vules, qui suppléent au peu de
systole de ces vaisseaux. La resistance de la lymphe, & l'inaction
des fibres suffiront pour la rendre

épaisse & croupissante. Les glandes
s'engorgeront & en feront des con-
creffions, ou des fucs épaiffis.

Donc la Trituration a part
dans les Ecroüelles, & cela eft fi
vray, qu'elles ne deviennent malignes que faute de Trituration.

Ainfi la Trituration qui commence les maladies en devient auffi
le remede ; c'eft l'inftrument de la
nature, ou le moyen qu'elle employe
pour broyer l'humeur qui fait la
maladie.

Donc le Système de la Trituration devient celuy de la nature.

Donc il fort de fon fein.

Donc il entre dans fes vûës.

Donc il en copie les manieres.

Dira-t-on qu'on en fera faire
autant à la fermentation ?

Un avantage qu'on ne peut
contefter à la Trituration, c'eft
que fes inftrumens font réels, &
que ceux de la fermentation font
imaginaires.

Mais la Trituration n'en demeure pas à cet avantage, elle en a d'autres au-dessus des Systèmes qui l'ont précedé : tous se reprochoient des difficultez reciproques : on ne sçavoit auquel se livrer, c'étoit un labirynthe où les meilleurs esprits se perdoient.

La Trituration remedie à ces inconveniens ; elle est aisée, simple & semblable au fil d'Ariadné ; elle tient lieu de guide, & fait qu'on se retrouve ; elle réünit en soy toutes les idées ; elle les rend plus seures & plus étenduës. Preuve ; c'étoient-là des chaleurs, des fougues, des effervescences ; ce sont icy des oscillations ; c'étoient des coagullations, des rallentissemens de liqueurs ; ce sont icy des pressions : il falloit dans les autres Systèmes de la bile, de la pituite, du sang, de l'acide, de l'alcaly, de l'aqueux, du volatil ; il ne faut icy que du

Cela est bien plus simple &
bien plus vray ; car enfin (l'Autheur ne peut *se lasser de le repeter*) les *solides & les fluïdes sont
dans la nature , au lieu que tous
ces noms bile , sang , &c. toutes ces
qualifications aqueux, volatil, &c.
sont dans l'imagination.*

L'Autheur s'en sert pourtant
dans tout son Ouvrage ; mais
apparemment c'est *modus lo-
quendi.*

*D'ailleurs , avec les autres Sy-
stèmes & tous leurs termes supposez, il ne falloit ny teste ny science
pour s'initier en Medecine , elle de-
venoit en proye à tout le monde ,
hommes , femmes , Prêtres , Moi-
nes, tous s'en croyoient capables ; ils
en étoient quittes à parler de sang,
de bile , à imaginer un acide , un
alcaly sans garantie : ils étoient
crûs sur leur parole ; les Charla-*

tans se paroient de ce jargon Phi-
losophique, ils en prenoient des airs
de sçavans qui leur attiroit du
credit ; grace au Systême de M.
Hecquet, ils ne pourront plus
le faire ; ils auront bien plus de
peine à apprendre par cœur les
mots de *broyement*, *d'oscillation*,
de Trituration, & bien plus de
difficulté à les prononcer.

C'est sur ces raisons, & après
toutes ces réflexions, que M. Hecquet *a adopté ce Systême*, *qu'il ne
voudroit pas cependant*, dit-il,
cautionner dans l'avenir ; car un
jour, dit-il, fait leçon a un autre
jour: *On ne peut du moins*, re-
prend-il, *disconvenir qu'il n'ait
des titres de préference sur les autres.* Examinons-les.

REFLEXIONS.

Il me semble que M. Hec-

quet s'épuise d'abord assez inu-
tilement, pour prouver ce qui
n'est point en question, & que
cependant il ne dit pas un mot
du fait.

Avec quelle force, quelle vi-
vacité il démontre qu'il se fait
continuellement un mouve-
ment d'oscillation dans nôtre
corps! Quelle tirade de principes & de conclusions ; c'est une
batterie de canons chargez à
cartouche, capable d'exterminer tous ceux qui nieroient que
les fibres se meuvent, mais c'est
tirer sa poudre aux moineaux.
Personne n'est dans le cas : qui
est-ce qui dit le contraire ? Tout
le monde en convient, tout le
monde l'avoûë. La circulation
du sang n'est plus un problême,
on ne dispute plus que le cœur,
& les arteres poussent le sang.
Tout ce que l'Autheur dit en

cet endroit est tres-veritable, incontestable, même (hors l'explication de *la force alternative*) mais je ne vois pas qu'en cela il y ait pour luy un si grand sujet de triomphe. Quelle conséquence peut-il tirer de ces prémices avoüées ? *Donc les preuves du broyement en l'état de santé sont prises du fond de la nature :* hé bien, soit. Qu'en resulte-t-il ? S'ensuit-il de-là que la *Trituration* soit autheur de tout ce qui se passe dans le corps, que les solides ayent tout l'honneur du *méchanisme*, que les fluïdes en relevent absolument, & qu'ils n'y ayent *de part* que celle qu'ils daignent leur accorder ; la conséquence n'est pas juste ? Voilà pourtant ce dont il s'agit ; c'est ce qu'il falloit prouver ; c'est ce que l'Autheur ne prouve point, & dans cette occasion la Me-

decine *rentre dans son ancienne
dignité & reprend la gravité de ces
sciences muettes qui s'expliquent
par leur silence* , artes mutæ.

M. Hecquet croit , peut-être ,
que ce qu'il a prouvé luy suffit :
la Trituration posée il prétend
expliquer tout , sans recourir
à d'autres causes. La force des
solides est suffisante pour pro-
duire tous les Phœnomênes ; ils
sont par rapport aux fluïdes ,
comme de mille à un. *Pitcarne
& Bellini* l'ont calculé ; il l'a lû
dans ces Autheurs , le calcul est
juste. J'examineray dans la suite
ses explications , & répondray à
la supputation de Messieurs *Bellini & Pitcarne* , pour le present
je me contenteray de faire en
passant un petit argument à M.
Hecquet , qui ne revoquera pas
tout à fait le privilege qu'il accorde aux solides , mais qui le
bornera.

Les fibres sont des reſſorts capables de dilatation & de contraction. Tout reſſort doit être
dilaté avant que de ſe reſſerrer,
& la dilatation eſt la meſure de
la force de la contraction : donc
il faut que les fibres ſoient dilatées avant que de ſe contracter,
& elles ne ſe contracteront qu'à
proportion qu'elles auront été
dilatées. Comment ſe fera le
mouvement dans le Syſtême de
M. Hecquet? quelle ſera la cauſe
de la dilatation de la fibre circulaire, par exemple? il n'y a,
ſelon luy, que *fluïdes ou ſolides.*
Seront-ce les ſolides? ces ſolides ſont fibres circulaires ou
fibres longitudinales. Les circulaires ne peuvent ſe dilater el-
les-mêmes, à moins qu'elles
n'ayent un petit genie à leur
commandement. Les longitudinales peuvent-elles le faire,

l'Autheur croit l'avoir démontré, je démontre le contraire.

La force des longitudinales est superieure, égale ou inferieure à la force des circulaires : si elle est égale ou inferieure, la dilatation sera impossible : si elle est superieure, elle dilatera, il est vray, mais l'impossibilité se trouvera dans la contraction.

Afin que l'Autheur ne me reproche pas d'extorquer de ses passages ce qui m'est favorable, en laissant ce qui peut me nuire ; je vais mettre son Systême dans tout son jour.

M. Hecquet prétend que Dieu a imprimé le premier mouvement au solide, & cela supposé, *La méchanique* qu'il nous donne est sensible à son avis ; car la fibre circulaire ayant été d'abord mise en contraction par l'Autheur de la nature, dilate

la

la longitudinale, qui à son tour se contracte & dilatte la circulaire : d'où vient *la force alternative qu'il cherche.* Pour ne point m'embarrasser icy mal à propos dans une dispute hors d'œuvre, j'accorde à M. Hecquet, que Dieu ait donné le premier mouvement aux solides ; on n'en voit aucune preuve dans son Livre ; mais il ne *suppose que des veritez constantes* : ce fait, sans doute, luy a été revelé : il seroit cependant plus probable de dire que le mouvement a été donné aux parties fluïdes, puisque leur définition renferme l'idée du mouvement ; mais n'importe, quand la proposition de l'Autheur seroit vraye, qu'en conclura-t-il ? mon objection reste toujours la même ; car la fibre circulaire en se contractant communique son mouvement au fluïde qu'elle contient, & le communique d'autant plus qu'il y a moins de resistance; le mouvement une fois communiqué est perdu pour la circulaire : comment le raquiert-elle de nouveau ?

La fibre longitudinale la dilate, répondra M. Hecquet, & moy je repete mon raisonnement.

Sa force est égale ou superieure ; si elle est superieure, impossibilité dans la seconde contraction ; si elle est égale, il y aura une oscillation ; mais cette oscillation subsistera peu de tems, & la seconde contraction sera moindre que la premiere ; la troisiéme moindre que la seconde, & ainsi des autres, jusqu'à ce que le mouvement cesse tout à fait. Un exemple justifiera cecy, supposez une balance dans un parfait équili-

bre, si l'on donne un coup sur
un des plats, il y aura un mouvement alternatif; mais il dimi-
nuë à vûë d'œil, & l'equilibre
revient. Dans nôtre machine
c'est le contraire. Ainsi de quelque côté qu'on se tourne le
mouvement des solides est impossible dans le Systême de M.
Hecquet, à moins qu'il ne dise
que Dieu les meut à chaque instant, à cela je n'auray rien à re-
plïquer, & la force des solides
ne sera pas seulement comme
de mille à un à l'égard des fluïdes; elle sera infinie, ou telle qu'il
plaira à l'Autheur de la nature:
mais comme dans ma Philosophie j'ay appris que *Physici non
est ad deum recurrere cum suppe-
tunt causæ secundæ*, j'aime mieux
m'imaginer que tout se fait par
les loix generales du mouvement, selon lesquelles l'explica-

tion de l'Autheur eſt démontrée fauſſe.

Les ſolides ne ſont donc pas autheurs du mouvement, il n'y a que ſolides & fluïdes ; il faut donc que ce ſoit les fluïdes qui dilatent les fibres ; mais pour dilater un reſſort il faut vaincre ſa reſiſtance. Pour vaincre ſa reſiſtance, il faut que la force qui le dilate ſoit ſuperieure à la ſienne : donc les fluïdes auront plus de force que les fibres dans le tems de leur dilatation.

Donc les fluïdes ſeront la cauſe & la meſure de la dilatation des ſolides.

Donc les fluïdes ne ſeront pas comme d'un à mille à l'égard des ſolides.

Donc les fluïdes entreront au moins à moitié de frais dans le méchaniſme.

Donc les ſolides ne ſeront

pas abfolument les maîtres, mais au contraire ne feront que les feconds, & n'auront leur action que d'emprunt.

J'étendray cette matiere dans l'examen du douziéme chapitre de la premiere partie. Pourfuivons la Préface, & voyons l'application du Syftême dans l'état de maladie.

On doit certes avoüer que * *l'ingratitude n'eft pas le vice* de M. Hecquet, le Syftême de la Trituration eft payé avec ufure *des fuccez qu'il luy a procurez dans fa pratique* ; car pour le foûtenir cet Autheur fait tout ce qui eft humainement poffible de faire, il hazarde tout, il prend à tout moment l'effet pour la caufe, il pofe pour principe ce qui eft en queftion, il tire des conféquences qui n'ont

* Huitiéme Approbation.

aucun rapport avec les prémices qu'il a avancées, il se contredit à chaque page ; il soutient tout cela d'un stile vif, empoulé, métaphorique : je vais vous en convaincre, & vous reconnoîtrez par la lecture de cet Ouvrage, que dans ce sens *il n'est point en reste d'obligation avec son Système.*

L'Autheur persuadé qu'il a démontré qu'en santé tout se fait par *la seule Trituration*, regarde maintenant cette proposition comme une verité incontestable, il l'établit comme principe, & en conclut que la *nature qui est toujours la même se sert du même moyen pour faire & guérir les maladies* ; mais je ne conviens pas de la prétenduë démonstration, il me semble même avoir prouvé le contraire, c'est donc poser pour fait ce qui eſt en queſtion.

A l'ombre de Sydenham il définit la maladie un effort de la nature pour exterminer la matiere morbifique & ſoulager le Malade, *naturæ conamen*, *&c.* mais c'eſt prendre l'effet pour la cauſe. Il eſt bien vray que de l'union de la matiere morbifique avec le ſang, il reſulte un mouvement que ces Meſſieurs s'aviſent d'appeller *effort de la nature*; mais cet effort n'eſt pas la maladie, il n'en eſt que l'effet. La nature n'a que faire de travailler à rectifier les liqueurs ſi elles ne ſont vitiées auparavant, à les briſer, les attenuer ſi elles ne ſont épaiſſies, à redreſſer leurs mouvemens, s'ils ne ſont dereglez, elle prendroit une peine inutile; il faut donc que le vice des liquides precede cet effort; ce vice doit donc être nommé maladie : il l'avouë luy - même dans la suite , car page 28. il dit, *le broyement de l'humeur qui fait la maladie étant le bût de la nature*, *&c.* Il y a donc une *humeur* qui fait la maladie , & ce n'est que pour corriger le vice qu'elle communique au sang, que travaille la nature, son effort n'est donc pas la maladie, ç'en seroit bien plutot le remede.

D'ailleurs ce pretendu *effort* est un bien ; mais jamais la maladie en general n'a merité ce nom, au contraire tout le monde la regarde comme un mal.

Dans l'explication de la fiévre, même difficulté se rencontre ; c'est toujours l'effet pour la cause.

D'abord il nous en fait une description charmante, qui flate agreablement l'imagination, c'est un tableau qui represente

un

un spectacle fort divertissant,
on y voit *un combat, la nature
oppressée se souleve, elle met tout
en usage pour se debarrasser, elle
lutte vigoureusement contre le mal.
naturæ molimina tonica.* Les fibres
mêmes sont animées, elles ont
du sentiment, des vûës, des des-
seins, *elles se revoltent lors qu'une
force extraordinaire les violente,
elles s'irritent à l'encontre, elles se
bandent & s'efforcent de battre
pour rompre l'obstacle qui s'oppose
à leur puissance.* Voilà ce qu'on
appelle du stile sublime, figuré,
poëtique même ; mais malheu-
reusement, ce sont des sons qui
ne reveillent aucune idée, c'est
un petit conte des Fées ; il n'y a
point en nous d'autre nature que
les parties qui composent notre
machine, leur ordre, leur structure & leur mouvement : les
efforts d'une nature distinguée

de nous, son combat sa lutte sont
imaginaires, & les fibres sont sim-
plement des fibres. C'est cependant de ces principes qu'il tire
toutes ses belles conclusions; *donc la fièvre est une pulsation, une*
pression, un battement, une Trituration. Examinons si elles sont
justes, & pour le faire plus nettement, expliquons la fable de
M. Heequet, défardons sa période, faisons-le descendre au
langage vulgaire, ce sera un terrible éboulement; mais il faut
bien qu'il s'humanise & qu'il se
mette à ma portée, s'il veut que
je l'entende.

Il le fait aussi, & il s'explique
dans la suite avec un stile moins
figuré.

[a] Le sang devenu plus épais, ou
bien occupant plus de volume, résiste
& fait obstacle à la contraction

[a] Pref. pag. 16.

de l'artère; ainſi l'artère ne peuc
alors ſe contracter autant qu'elle
faiſoit auparavant; & ſe contractant moins, elle ſe dilatera plus
frequemment, à proportion de
la reſiſtance qu'elle trouve, par
exemple, ſi elle ſe contracte la
moitié moins, ſa dilatation ſera
de moitié plus fréquente.

Mais ſur ce raiſonnement le
battement redoublé des artères
n'eſt que l'effet, l'accident & le
ſigne de la fiévre, l'épaiſſiſſement
du ſang, ſa reſiſtance eſt la maladie; c'eſt donc le ſang qu'on
doit regarder comme autheur
du mal, & non les fibres. Elles ne
ſe dilatent plus ſouvent que par
ce qu'elles ſe contractent moins;
elles ne ſe contractent moins
que par l'oppoſition du fluïde;
le redoublement de leur ſyſtole
ne vient donc que d'emprunt,
elles n'en ſont pas les mai-

tresses, elles *sont sous le joug.*

La fiévre *ne vient* donc pas *manifestement de l'effort que les vaisseaux font sur le sang, & les fluïdes* ; mais de l'empêchement qu'apporte le sang & les fluïdes, au mouvement des solides ; il y a veritablement une *pulsation, une pression, un battement plus frequent* ; mais le vice du sang en est cause, & ce n'est pas même une Trituration redoublée comme le prétend M. Hecquet, car il prend icy le change, ou veut nous le faire prendre ; dés qu'il trouve *oscillation*, mouvement des fibres il suppose une *Trituration*, & il la suppose comme *plus forte & redoublée*, parce que l'oscillation est plus frequente : la consequence est fausse.

Ce n'est pas assez que la fibre se contracte, pour qu'il y ait broyement, le battement ne le suppose pas toujours. La Trituration n'est, que lorsque les parties contenuës dans la cavité des vaisseaux sont broyées, attenuées ; or pour que ces parties soient broyées, attenuées, il faut que la force qui les frappe, qui les bat, soit superieure à leur resistance ; mais dans cette occasion, c'est le contraire ; car, selon l'Autheur même, *le sang devenu solide, oppose par son volume une resistance extraordinaire, insurmontable, à l'impulsion du cœur & des artéres.* Comment accorder ces deux propositions, cela ne ressemble-t-il point à une contradiction ; si la resistance est extraordinaire, si le volume est insurmontable, la contraction des fibres sera nulle, ou du moins tres-petite ; le sang ne sera donc point broyé ; la fiévre n'est donc

G iij

point une *Trituration redoublée.*

J'avouë que les fibres sont alors plus *dilatées*, & que leur dilatation se rëitere plus souvent; mais il ne s'ensuit pas que la contraction en soit plus vive, plus forte & plus imperueuse, c'est une erreur où tombe M. Hecquet en cet endroit, un peu de détail va la dissiper.

Il est certain que plus un ressort est dilaté, plus il se contraĉte, & plus sa contraction est forte, lorsque la cause de la dilatation cesse; mais tant qu'elle subsiste ou qu'elle ne s'en éloigne que peu, la contraction ne se peut faire, ou du moins est plus petite.

Dans la supposition de M. Hecquet, c'est *le volume, la masse, le poids du sang qui dilate les artères*, cette force subsiste toujours, les artêres ne peuvent

donc gueres se contracter, le
coup qu'elles donnent au sang
est donc peu de chose, & son
impression tres-legere, parce que
la même cause empêche que la
fibre ne se contracte à proportion de sa dilatation, c'est ce qui
fait qu'elle se dilate plus souvent ; la contraction est donc
plus frequente & moins forte.

C'est dans un certain point
marqué que consiste la force d'un
ressort qui se debande. En deçà
& au-delà, cette force est moindre. Un coup de canon tiré de
trop prés ou de trop loin fait infiniment moins d'effet que lorsqu'il est braqué à sa juste portée ;
je donnerois bien icy une démonstration Mathematique de
ce que j'avance, mais M. Hecquet n'ayant point répondu à
celle de M. Astruc, je n'ay pas
lieu d'esperer qu'il fit plus d'hon-

G iiij

neur à la mienne ; ainsi en rai-
fonnant fur les principes mêmes,
de l'Autheur, bien loin que dans
la fiévre, la Trituration foit *redoublée*, elle y eft moins vive.

Mais M. Hecquet préoccupé
de fon Syftême, dés qu'il trouve
fiévre, ou battement d'artêre,
il fe preffe de tirer une légende
de confequences. *Donc il y a pref-
fion, donc il y a contrainte, donc il
y a broyement, donc il y a Trituration redoublée, donc la Trituration eft la caufe de la maladie.*

C'eft ainfi que dans des pleu-
refies & des inflammations de
poulmon, *la refpiration precipitée,
le poulx ferratile*, font conclure à
notre Autheur que la Trituration eft *redoublée*, & que cette
Trituration *redoublée*, *eft la maladie, la caufe, le figne & le remede.*

C'eft ainfi que dans les rhu-

matismes phlegmoneux, *les bat-*
temens redoublez des artères con-
firment (selon luy) *ce qu'il vient*
de dire du broyement.

C'est ainsi que dans la petite
verole, parce que *chaque pustule*
est un abcez, *parce que tout bat*,
tout se prepare à la supuration, il
conclut; *cela ressemble-t-il si mal à*
un broyement ?

C'est ainsi que dans une apoplexie, *la grosseur*, *la dureté*, *l'é-*
levation du poulx, lui prouvent *que*
le battement des artères est la cause
de la maladie.

C'est ainsi *que dans les pâles*
couleurs, *la fièvre lente*, *la pal-*
pitation, *les oppressions*, *les bat-*
temens des artères, *sur tout dans*
la tête, *l'état du sang qui est lé-*
ger, *affiné*, *élastique par luy-même*,
l'impetuosité avec laquelle il sort
par la saignée, *rendent sensible l'i-*
dée de pression, *d'oscillation*, *de*

broyement, & enfin d'une Trituration vicieuse, & dereglée.

Voilà la maniere de raisonner de l'Autheur; mais de bonne
foy est-ce là raisonner? si M. Hecquet avoit à répondre à de pa-
reils argumens, tout retentiroit
de ses exclamations, chaque
phrase finiroit par ces mots,
*PAUVRE RAISONNE-
MENT, PITOYABLE LO-
GIQUE*. Il ne se lasseroit point
de les repeter, il en feroit un
rondeau.

A Dieu ne plaise, que je m'en
serve à son égard, je luy diray
tout simplement que c'est mal
conclure, que c'est prendre l'effet pour la cause, le Symptôme
le signe pour la maladie, & tirer
des consequences que les prémices ne prouvent en aucune
façon, la seule exposition le fait
voir.

Bien plus, de ſes principes, je tire des concluſions contraires aux ſiennes.

Dans ces maladies (ſelon luy) *le ſang oppoſe une reſiſtance extraordinaire, un volume inſurmontable aux artères & au cœur*, donc les fibres ſe contractent moins ; donc le coup qu'elles donnent au ſang ſera moins d'impreſſion; donc les liqueurs ſeront moins broyées ; donc la Trituration loin d'être redoublée ſera diminuée & rallentie.

Mais comme elle n'eſt r'allentie qu'en conſequence de l'obſtacle que le ſang apporte à la contraction des fibres, elle ſera l'effet de la reſiſtance du ſang, & cette reſiſtance ſera la cauſe des maladies ; la ſyſtole redoublée des artères n'en ſera que le ſymptôme & le ſigne ; donc les fluïdes, ſeront cauſes premieres

& immediates de toutes ces maladies & du vice des solides.

L'Autheur croît se tirer de
cette difficulté par une distinction, il dit que les liquides sont
causes des maladies, mais *causes
occasionnelles*, & que leur mauvaise qualité est l'effet de l'action
des solides. Je vais répondre à
tout.

M. Hecquet auroit-il oublié
les premiers élemens de la Philosophie, ou n'a-t-il pas daigné
y faire attention en cet endroit?
la seule définition des causes occasionnelles & efficientes, auroit suffi pour luy prouver la
nullité de sa distinction : il faut
le remettre sur les voyes.

La cause efficiente est celle
qui produit immediatement, &
par elle même son effet.

La cause occasionnelle est
celle qui donne occasion à l'ef-

ficiente d'agir, & qui n'a aucun rapport avec l'effet qui se produit. Exemple.

Je veux remuër le bras, & je le remuë : ma volonté ne meut pas mon bras immediatement, elle n'a aucun rapport avec le mouvement ; mais à l'occasion de ma volonté, les fibres des muscles se gonflent, le muscle perd de sa longueur en augmentant sa largeur, & le bras est mû ; ma volonté est cause occasionnelle du mouvement ; le gonflement du muscle en est cause efficiente ; appliquons cet exemple à la maladie, & pour rendre la dispute plus claire, faisons une question à M. Hecquet.

Qu'est-ce que la santé ? qu'est-ce que la maladie ?

Sa réponse est prise du chapitre premier de la seconde partie page 218.

Il faut se souvenir, dit-il, que la santé n'est qu'un équilibre, entretenu par la force des solides, & celle des fluides qui la contrepese; ce sont deux puissances opposées, ou deux resistances alternatives qui s'exercent sans se détruire, & qui luttent sans se vaincre; celle des solides étant infiniment superieure dans l'état de santé à celle des fluides, puisque la force du sang comparée alors à celle qui le pousse est comme d'un à mille; elle a infiniment d'avance pour l'emporter sur celles des fluides, c'est-à-dire, qu'elle est la plus capable des deux d'interrompre cette correspondance mutuelle, & de mettre les parties hors de niveau. [a]

a Je ne veux pas m'arrêter icy à demontrer toutes les contradictions qui se trouvent dans ce passage, par-exemple, la force alternative des solides & des fluides qui se contrepesent, & font équilibre ensemble, quoyque les solides soient à l'egard des fluides comme de mille à un; cela m'eloigneroit trop de mon sujet, j'y reviendray dans la suite,

Donc la cause efficiente de la maladie doit être (selon M. Hecquet) ce qui interrompt l'équilibre, il croît que ce sont les solides, *parce qu'ils ont plus de force;* mais lorsqu'il l'a dit, il ne se souvenoit pas apparamment de ce qu'il avoit avancé dans sa préface, page 21. où il dit, *que le volume du sang étant augmenté le ressort des vaisseaux leur pression, leur battement deviennent impuissans contre une telle resistance;* car si le volume & la resistance du sang, est cause de l'impuissance des fibres; quelle sera la cause efficiente de l'interruption de cette correspondance mutuelle qui fait la santé? seront-ce *les solides impuissans,* ou les fluïdes qui agissent contre, *& les mettent hors de niveau?* j'en fais juge l'Autheur luy-même: les fluïdes en cette rencontre ne sont-ils

que cause occasionnelle ? & l'in-
naction des fibres peut-elle être
reputée cause efficiente ?

Accuse-t-on un homme d'être
cause efficiente de l'incendie
d'une maison, parce qu'il ne peut
en éteindre le feu.

Mais tout ce que je viens de
dire prouve simplement que M.
Hecquet se contredit, & cela
ne détruit point le Systême de
la Trituration, car on peut me
répondre que la resistance du
sang est l'effet du broyement,
parce que l'épaississement du
sang luy-même, est *l'ouvrage des
solides & de la Trituration.*

L'Autheur pretend le démontrer, examinons sa démonstration. Ciel ! que de faux principes ! Que de consequences dé-
tournées ! que de contradictions
j'y apperçois encore, tout en est
plein. J'ay tant de choses à dire
que

que je ne sçai par où débuter.

Afin que ma refutation ait de l'ordre, je vais copier mot pour mot, tout ce qu'il dit, & mettre mes reflexions à mesure que je les sentiray naître.

L'Autheur commence par nous donner une nouvelle définition du sang ; le sang, dit-il, est *essentiellement une lymphe*. La preuve est à la marge, il cite Gulielmini ; mais que m'importe que Gulielmini l'ait dit, que me fait l'authorité de cet Autheur & de tous les autres dont les noms remplissent les marges de son livre : les témoignages sont de poids en Théologie ; mais en Medecine il n'en est pas de même, nous n'avons point de saints Peres, il ne nous faut payer que de raisons. Toutes les citations de M. Hecquet me prouvent simplement qu'il n'est pas autheur de ce qu'il avance, qu'il l'a lû, qu'il l'a copié, qu'il l'a traduit fidelement ; mais je ne suis pas plus persuadé du fait que s'il l'avoit avancé de luy-même. Nous avons appris à secoüer le joug ; & ce n'est plus la mode de jurer par les paroles du maître. Mais passons à M. Hecquet que le sang soit une lymphe , & voyons simplement si cette lymphe s'épaissit par le moyen seul de la Trituration , car c'est-là ce qu'il doit prouver.

Cette Lymphe , dit - il , *ne se conserve fluïde , legere & coulante qu'entant qu'elle se dépoüille régulierement tous les jours des sucs destinez à la nutrition ou à la transpiration , au contraire elle devient lourde, épaisse , si par quelque cause que ce soit , elle cesse de s'en décharger. L'épaississement du sang* , conclut l'Autheur , *ne*

vient donc que de la retenuë de ces
sucs nourriciers : or cette retenuë
vient parce qu'il entre dans les
vaisseaux plus de sucs que cette
Lymphe n'en peut admettre ; ainsi
un excez de mangeaille venant à
surcharger le sang l'apesantit &
l'épaissit, la pression des vaisseaux
ou leur oscillation étant empêchée le
laisse croupir. Un sang donc trop
nourry par l'abondance des viandes
ou par la succulence des mets, prend
un volume insurmontable à la pression & au battement des vaisseaux.

N'est-ce pas-là démontrer
tout le contraire de ce que l'Autheur avoit envie de prouver ?
car si l'épaississement du sang
ne vient que de la *retenuë des*
sucs nourriciers, & que cette retenuë vienne d'une *trop grande*
abondance de sucs qui surchargent,
appesantissent & épaississent le
sang, ne s'ensuit-il pas claire-

ment que les solides n'ont aucune part à son épaississement,
& que le seul excèz *de mangeail-*
le , (puisque *mangeaille y a*) [a]
en est la cause ; d'autant plus
que la pression des vaisseaux
est empêchée , & que le sang trop
nourry prend un *volume insur-*
montable à leur battement.

Mais par quelque cause que ce
soit , continuë l'Autheur, *que le*
volume du sang se grossisse , le res-
sort des vaisseaux devient impuis-
sant contre une telle resistance , le
sang donc retardé dans son cours
demeure long-tems sous les mêmes
coups qui en serrent les parties , qui
les battent , les collent & les dur-
cissent au point qu'ils en forment
ce suc blanc : muscilagineux , &
coueneux , qu'on tire par la saignée
dans les grandes maladies.

[a] Je me sers icy de l'expression de M. Hecquet
(*mangeaille*) que je ne garantis pas , car il me semble
qu'elle ne convient qu'aux oyseaux.

Comment M. Hecquet veut-
il que les vaiſſeaux dont le reſſort eſt *impuiſſant* contre la reſiſtance du ſang puiſſent le battre?
Comment en ſecond lieu veut-
il que ce battement durciſſe les
parties du ſang, en faſſe un ſuc
muſcilagineux, ſi le ſang n'eſt
qu'une *eau* ? Il me paroît que
cela eſt contradictoire, & que
jamais l'*eau* à force d'être bat-
tuë ne deviendra plus épaiſſe
ny *coueneuſe*.

L'Autheur apparemment a
ſenty ces difficultez ; peu con-
tent de ſes deux premiers argumens, il nous en donne un troi-
ſiéme. Le ſang, dit-il, *prodi-*
gieuſement accrû ſe trouve entre
deux puiſſances, qui à force de le
hâter l'arrètent ; l'une eſt celle du
cœur, dont l'impulſion redoublée le
pouſſe en avant ; l'autre eſt la
ſyſtole des artères qui le preſſent

par les cótez, qui le frapent & le battent naturellement : or ce sang ainsi frapé de toutes parts est continuellement plein de parties gluantes, fibreuses ou rameuses, en faut-il d'avantage pour lier ces parties, pour les unir & en faire un suc gluant, couenneux, muscilagineux ?

Que veut dire M. Hecquet avec ses deux puissances, qui *à force de hâter le sang l'arrètent ?* C'est du *Phébus*, c'est de l'arabe, pour moy je ne l'entens pas.

L'une est celle du cœur, &c. S'imagine-t-il que le cœur & les artêres poussent & pressent le sang differemment ? Le fait est faux, l'un & l'autre le battent & le poussent en avant ; d'ailleurs l'impulsion du cœur n'est pas redoublée, sa systole est seulement plus frequente, ainsi que je l'ay prouvé cy-dessus, & celle des vaisseaux luy ressemble.

Or ce sang ainsi frapé , &c. le
sang donc , de l'aveu de Monsieur Hecquet avant de devenir
suc gluant , est déja plein *de parties gluantes* ; il est donc épais
avant que d'être épaissi , & par
conséquent il a le vice qui fait
les maladies , avant que les solides le luy ayent communiqué ;
il faut même qu'il soit vicieux
(selon l'Autheur) pour que le
mouvement des fibres & la Trituration puisse le rendre tel.

Il s'ensuit donc de la démonstration prétenduë , que l'épaississement du sang vient de la
resistance que le sang *prodigieusement accrû & continuellement
plein de parties gluantes* , oppose
à la pression des vaisseaux ; donc
cet épaississement est plutôt l'effet du deffaut de Trituration ,
que du mouvement & de la
force des solides ; un exemple

confirme ce que j'avance. Le sang qu'on tire dans les grandes maladies sort avec impetuosité, paroît rouge, & ne devient blanc & coueneux qu'aprés qu'il a reposé quelque tems dans la palette ; d'où vient ce changement ? vient-il de la Trituration ? les parties de la palette n'ont aucun mouvement d'oscillation : de rouge cependant il devient blanc, de fluïde qu'il paroissoit il devient épais, il n'est ny battu ny broyé ; cela ne viendroit-il point du deffaut de mouvement ? je laisse à M. Hecquet le soin de décider.

Nous avons passé un peu trop legerement sur la maniere dont l'Autheur explique les maladies & les fait servir de preuve à la Trituration. Examinons de plus prés cet article.

EXPLICATION

EXPLICATION DES
rhumatismes sans fiévre.

Pour nous prouver que la preſſion des ſolides eſt la cauſe immédiate de tous les maux, il apporte l'exemple des rhumatiſmes, ou le Malade perclus & douloureux (ce ſont ſes termes) eſt d'abord ſans fiévre, & il nous avouë ingénuëment que le manquement de Trituration cauſe cette maladie,

Cette preuve ſans pareille
En ſa faveur conclud bien.

Que dites-vous de ce raiſonnement ? Il m'a ſurpris. Je ne m'attendois pas à la conſéquence, & je ne croyois point qu'en poſant pour fait, que le deffaut de Trituration eſt la cauſe des rhumatiſmes, on pût vrayſem-

I

blablement conclure que toutes
les maladies sont l'effet de l'a-
ction des solides. C'est prouver,
ce me semble, qu'un homme a
fait un meurtre à Paris, parce
qu'il en étoit à cent lieuës; ce
n'est pas tout.

L'Autheur ne trouvant point
icy de fiévre, admet, pour se
tirer d'intrigue, un manquement de Trituration, bien plus
une entiere inaction des fibres.
Les fibres, dit-il, *énormement dilatées & insensiblement portées au
plus haut point de tension qu'elles
puissent atteindre, prennent une
tension tonique au-delà de laquelle
elles ne peuvent plus monter, elles
peuvent aussi peu redescendre ou se
débander, parce que le volume du
sang qui remplit tout s'y oppose,
en tenant écartées les parois des
vaisseaux.*

Ne diroit-on pas, en lisant

cecy, qu'un Malade attaqué de rhumatifme eſt en ſyncope, que le battement des artéres eſt ceſſé, que la circulation eſt interrompuë? mais cela eſt faux : il eſt bien vrai qu'il n'y a pas de fiévre, c'eſt-à-dire que le poulx eſt bien reglé, mais l'oſcillation des fibres ſubſiſte toujours, ainſi la Trituration ne manque point, c'eſt la fiévre qui manque.

Où M. Hecquet a-t-il vû, lû, ou trouvé que le défaut de fiévre fût une maladie ou une cauſe efficiente de maladie?

Aprés deux ou trois ſaignées la fiévre ſurvient. L'Autheur eſt charmé, il retrouve ſa chere *Trituration*, hé bien, en eſt-il plus avancé? le Malade eſt-il guéry? Selon luy cela devroit être, *ſublata cauſa tollitur effectus*, au contraire c'eſt bien ſouvent augmentation de maladie.

EXAMEN DES PASLES
Couleurs.

L'explication qu'il donne des pasles couleurs n'est pas plus exempte de contradiction. Dans cette maladie *le sang est affiné, élastique, leger*, & tout cela vient des mêmes causes qui l'épaississent, *les sucs faute de distribution s'accumulent, le volume des liquides devient superieur & fait effort sur les solides ; ceux-cy redoublent leur action pour se préserver de l'engorgement, leur élasticité s'augmente, leur battement se multiplie*. Tout cela ne ressemble-t-il pas parfaitement à la méchanique par laquelle il nous a voulu prouver, que *l'épaississement du sang étoit l'ouvrage des solides & de la Trituration :* cependant c'est le contraire. Pourquoy

donc ? Les solides ne font - ils
précisément que ce qui est necessaire à M. Hecquet pour l'explication des maladies ? Pourquoy le sang est-il *assiné* & fluïde
dans cette occasion , ou pourquoy s'épaissit-il dans les autres?
car il me paroît que tout est
semblable. *Le sang* , dit-il, p. 20.
*devient lourd , pesant & épais ; si
par quelque cause que ce soit il
cesse de se décharger des sucs nourriciers dont il est impregné :* or
dans les pasles couleurs il ne le
peut faire , puisque , selon l'Autheur, *le développement des parties ne s'y fait pas à proportion
des sucs qui s'accumulent ;* le volume du sang doit donc se grossir?
*Le sang prodigieusement acrû se
doit donc trouver entre deux puissances , lesquelles à force de le hâter l'arrêtent , & ce sang ainsi
frapé de toutes parts est continuel-*

I iij

*dement plein de parties gluantes,
fibreuses ou rameuses, en faut - il
davantage pour lier ces parties &
pour les unir ?* Pourquoy donc
n'en resulte - t - il pas un suc
*gluant, coueneux, mucilagineux ?
employe-t-on un autre artifice pour
lier des brins de laine, & en former
une étoffe dense & serrée?* de bonne
foy n'est - ce pas - là souffler le
froid & le chaud.

Examen de l'apopléxie.

Dans les descriptions des maladies, l'Autheur ne rapporte
que ce qui peut être de quelque
utilité à son Système : on le luy
passeroit s'il en tiroit du moins
des conséquences justes ; mais
toujours prévenu en faveur de
son opinion, il ne songe qu'à la
soutenir sans s'embarrasser des
loix de la Logique ; il avouë

qu'un sang *surabondant & trop nourry* est cause de l'apopléxie, & il en conclut que *la pression & le battement des artéres ont part à cette maladie*, ou pour mieux dire, en font cause, je n'en vois pas la consequence : il faloit, ce me semble, qu'il prouvât que la sur-abondance & le trop de nourriture du sang étoient l'effet de cette pression & de ce batrement, c'est ce qu'il ne fait pas & ce qu'il ne sçauroit faire.

Le sang devenu couenoux & trouvé polypeux aprés la mort luy paroit une preuve évidente que la *Trituration est cause des engagemens mortels qu'il prend*, mais il n'est trouvé *polypeux* qu'aprés la mort ; il ne devient coueneux que dans le cours de la maladie ; car ce n'est qu'aprés la deuxiéme ou troisiéme saignée (comme il le dit luy-même)

qu'on le trouve de cette nature,
donc le mouvement des solides
n'est pas la cause premiere de
l'apoplexie, ou bien il faudroit
dire que le mal étoit venu avant
que d'être arrivé.

Mais avant que de tomber
dans cette maladie, on se porte
bien, le poulx est reglé, il n'est
gros, ny dur, ny élevé ; celuy
qui en est frapé tombe tout à
coup, comme abatu d'un coup
de tonnerre, il est sans sentiment, sans mouvement, ses
yeux sont fermez, la respiration
seule quoyque lezée est l'unique
preuve qu'il n'est pas mort ;
comment s'imaginer que l'oscillation déreglée des fibres ait
produit tous ces symptômes ?
La cause doit préceder l'effet, &
le poulx ne s'écarte de l'état
naturel que dans l'instant que
le mal est fait.

Examen des Ecroüelles.

L'Autheur pour démontrer que cette maladie est une maladie des solides, dont le ressort, la pression & la Trituration outrée sont la cause, commence par dire, que *le frotement peut s'accorder avec l'endurcissement des glandes*, & il apporte pour exemple la *vessie & l'estomac*, qu'il suppose *parties tres remuantes*, c'est poser pour fait ce qui est en question, car on n'en convient pas.

Je ne sçay pas pourquoy l'Autheur qui dans les rhumatismes, regarde le manquement de Trituration comme cause de maladie, ne s'en est pas servi icy pour l'explication des écroüelles, il avoit cependant tout lieu de le faire, mêmes raisons devoient

l'y engager, les malades sont da-
bord *sans fièvre, la lymphe trop*
nourrie prend plus de volume & de
masse, elle oppose trop de resistance
aux foibles puissances qui la pous-
sent, ces puissances sont des vais-
seaux lymphatiques qui sont d'une
tissure mince & delicate ; Le mou-
vement de leurs fibres est lent, par
consequent la lymphe s'accumu-
lant tous les jours, & les vaisseaux qui la contiennent se dila-
tant à proportion de son volume, il s'en doit suivre, que leurs
fibres seront *insensiblement por-*
tées au plus haut point de tension
qu'elles puissent atteindre, & pren-
dront une tension tonique, au delà
de laquelle elles ne pourront plus
monter ; elles pourront aussi peu
redescendre ou se débander, parce
que le même volume de la lymphe
qui remplit tout, s'y oppose, en te-
nant écartées les parois des vais-

seaux lymphatiques. Il me semble
que cette explication de l'engorgement des glandes, seroit plus
naturelle, car il paroist plustost
l'effet du repos des parties que
de leur frottement, il semble
que le manque de broyement y
ait plus de part que le broye-
ment-même, les observations
que l'Autheur nous fait faire, ne
dementent point cette idée, car
quoique les *poulmons qui exercent
un broyement manifeste, soient
souvent farcis de durillons;* quoique *le cœur & les artéres qui font
dans un mouvement continuel, soient
les plus exposez aux concrétions po-
lypeuses;* il ne s'ensuit pas que le
frottement, le mouvement & le
broyement de ces parties soient
causes des durillons & des po-
lypes, il ne s'ensuit pas même
que ce broyement ne soit point
contraire aux concrétions, cela

dit simplement que le mouvement ne sçauroit quelquefois
empêcher qu'il ne s'en forme ;
mais en ce cas-là, ce n'est qu'une
cause passive, ce n'est que parce
qu'il n'est pas assez fort pour
broyer , briser les molécules
trop grossieres, & déja épaissies.

M. Hecquet repete icy pour
la lymphe, ce qu'il a dit page 21.
touchant le sang, à son exemple
je repeterai (mais en peu de paroles) ce que j'ay déja dit pour
refuter son raisonnement.

Il faut dans les principes de
l'Autheur *que la lymphe qui n'est
essentiellement qu'une eau claire &
lympide , se trouve trop nourrie ,
prenne plus de volume & de masse ,
& oppose trop de resistance aux foibles puissances qui la poussent* , il
faut donc que la lymphe soit
déja plus épaisse & croupissante
avant l'engorgement des glan-

dés, il faut donc que les vaiſſeaux lymphatiques, & les fibres
des glandes ſoient plus dilatez,
& puiſſent moins ſe contracter;
il faut donc que leur *mouvement
ſoit empêché, ſuſpendu,* ou du moins
diminué & rallenti; les écroüelles ſeront donc l'effet du moins
de Trituration, & à meſure que
cette Trituration diminuera, la
lymphe croupira davantage, &
l'endurciſſement des glandes
augmentera, cela eſt d'autant
plus vray que la *lymphe eſt fille de
la Trituration*; (l'Autheur nous
aſſure ce fait ſi poſitivement,
qu'il ſemble qu'il ait aſſiſté à ſa
naiſſance), mais ſi cela eſt, comment croire que cette même
Trituration qui à force de coups
a produit une eau lympide, *en
augmentant de force rende cette eau
épaiſſe & croupiſſante*: cette mere
qui a d'abord produit ſa fille

belle, claire, veut elle dans la suite gâter son ouvrage ? il y auroit du mauvais cœur & du mauvais naturel.

L'Autheur pour donner une derniere preuve que la Trituration a part dans les écroüelles, dit qu'elles ne deviennent malignes que faute de Trituration, comment peut-il tirer cette consequence, car voicy son argument.

Faute de Trituration les écroüelles deviennent malignes, donc la Trituration est cause des écroüelles. Ce raisonnement est-il juste ? ce raisonnement prouve-t-il quelque chose ?

Dira-t-on, s'écrie M. Hecquet, *qu'on en fera faire autant à la fermentation ?* non vraiment, & ceux qui suivent ce Système en feroient bien fachez. *Ce n'est qu'une imagination*, continuë-t-il ? oüy , la fermentation qu'il a imaginée, car il s'est fait un monstre pour le combattre ; mais il ignore absolument ce qu'on entend par *fermentation*, il ne dit rien contr'elle dans tout son Livre, il ne la comprend pas , je la luy expliquerai dans la suite , & je démontrerai sa necessité absoluë.

Mais où font maintenant les avantages de la Trituration ? L'Autheur tient-il ce qu'il nous avoit promis, j'ay trouvé jusqu'à present plus de paroles que d'effets.

Ce Système *réünit-il toutes les idées ? dissipe t-il la confusion où jettoient les difficultez que les autres se reprochoient reciproquement ?* il est luy-même rempli de contradictions, chaque phrase , chaque ligne à les bien examiner donneroient matiere à un nom-

bre infini d'objections , & ce
pretendu *fil d'Ariadné* ne sert
qu'à conduire au labyrinthe , &
se rompt dés qu'on y est entré.

Ses instrumens sont réels ; mais
l'usage en est imaginaire.

Il exile tous les termes anciens , & en substituë d'autres à
leur place ; mais c'est une sentence renduë sans preuve , &
l'appel les justifie.

Il presente des idées nouvelles ; mais c'est tomber de Cha-
ribde en Sylla.

Ne pourrois-je pas maintenant tirer des consequences contraires à celles de M. Hecquet ,
& toutes mes refléxions ne me
donnent-elles pas lieu de conclure.

Donc le Système de la Trituration tel qu'il est expliqué
dans le Livre de M. Hecquet ,
n'est pas le Système de la nature.

Donc

Donc il ne sort pas de son sein, & n'entre point dans ses vûës.

Donc il explique mal les fonctions en santé & en maladie.

Donc il n'a aucun avantage sur les autres Systêmes.

Donc l'Autheur n'a rien tenu de ce qu'il avoit promis ; il a seulement eu raison de ne pas garantir son Systême, & l'heureux jour, *qui doit faire leçon à un autre jour,* est peut-être arrivé.

Examinons maintenant si sa pratique est aussi bonne que sa theorie, & si son Systême *étend, multiplie, & reforme les vûës de la Medecine ordinaire* ; mais ma Lettre n'est déja que trop longue, ce sera le sujet de la seconde, en cas que celle-cy ait le bonheur de vous plaire. Je suis, &c.

K

caractere, conjointement ou se-
parement, & autant de fois que
bon luy semblera, & de le faire
vendre & debiter par tout nôtre Royaume, pendant le tems
de quatre années consecutives,
à compter du jour de la datte
desdites Presentes. Faisons dé-
fenses à tous Imprimeurs, Libraires & autres personnes de
quelques qualitez & conditions
qu'elles soient d'en introduire
d'impression étrangere dans aucun lieu de nôtre obéïssance; à
la charge que ces Presentes seront enregistrées tout au long
sur le Registre de la Communauté des Imprimeurs & Libraires de Paris, & ce dans trois
mois de la datte d'icelles. Que
l'impression dudit livre sera fai-
te dans nôtre Royaume, & non
ailleurs, en bon papier & en
beaux caracteres, conforme-

ment aux Reglemens de la Librairie , & qu'avant que de l'exposer en vente il sera mis deux exemplaires dans nôtre Bibliotheque publique , un dans celle de nôtre Château du Louvre , & un dans celle de nôtre tres-cher & feal Chevalier Chancelier de France le sieur Phelypeaux Comte de Pontchartrain, Commandeur de nos Ordres, le tout à peine de nullité des Presentes ; du contenu desquelles vous mandons & enjoignons de faire joüir l'exposant ou ses ayans cause , pleinement & paisiblement , sans souffrir qu'il leur soit fait aucun trouble ou empêchemens. Voulons qu'à la copie desdites Presentes qui sera imprimée au commencement ou à la fin dudit Livre , foy soit ajoûtée comme à l'Original. Commandons au premier nôtre

Huissier ou Sergent de faire pour
l'execution d'icelles tous Actes
requis & necessaires, sans demander autre permission ; & nonob-
stant clameur de haro, Charte
Normande, & Lettres à ce contraires : CAR tel est nôtre plai-
sir. DONNE'à Paris le trentié-
me jour du mois d'Avril, l'an de
grace mil sept cens douze, & de
nôtre Regne le soixante-neuvié-
me. Par le Roi en son Conseil.

DE S. HILAIRE.

Il est ordonné par Edit de sa Majesté
de 1686. & Arrêts de son Conseil,
que les Livres dont l'impression se permet par chacun des Privileges, ne seront vendus que par un Libraire ou
Imprimeur.

Registré sur le Registre numero 472.
de la Communauté des Imprimeurs &
Libraires de Paris, page 448. nu-
mero 489. conformement aux Regle-

mens, & notamment à l' *Arrêt du 13.*
Août 1703. *à Paris ce vingtiéme jour*
du mois de May 1712.

Signé, JOSSE. Syndic.